Björn Spittau

Fallbuch Anatomie

Klinisch-anatomische Fälle zum Präparierkurs

lehmanns media

Bibliografische Information der Deutschen Nationalbibliothek
Die Deutsche Nationalbibliothek verzeichnet diese Publikation in der Deutschen Nationalbibliografie; detaillierte bibliografische Angaben sind im Internet unter http://dnb.ddb.de abrufbar

Hardenbergstraße 5
10623 Berlin
Druck und Bindung: Dimograf • Bielsko-Biała • Polen

Umschlagbild: Björn Spittau

ISBN 978-3-86541-488-5

www.lehmanns.de

Vorwort

Die Anatomie stellt für viele Studierende immer noch ein Fach dar, welches, vollgepackt mit Fakten und Details, das Lernen für Anatomieprüfungen und für das Physikum zu einer Qual macht. Ein fundiertes anatomisches Wissen ist allerdings nicht nur für die Vorklinik essentiell, sondern stellt gleichermaßen auch die Grundlage für alle klinischen Fächer dar. Die Stoffmenge in der Anatomie, die es während der Vorklinik zu bewältigen gilt, wird bleiben. Die Dozenten sollten daher versuchen, den Stoff der Anatomie im klinischen Zusammenhang zu vermitteln. Dadurch wird den Studierenden deutlicher, warum die Anatomie auch über die Vorklinik hinaus einen so hohen Stellenwert besitzt, warum bestimmte Erkrankungen entstehen und typische Symptome aufweisen und wie Diagnostik und Therapie auf der Basis des anatomischen Aufbaus von Organen eingesetzt werden.
Über viele Jahre hinweg ist aus klinisch-anatomischen Fällen, die begleitend im Präparierkurs zu den jeweiligen Themenblöcken Rumpfwand/Extremitäten, Situs sowie Kopf/ZNS eingesetzt wurden, das vorliegende Buch entstanden. Es soll die Wichtigkeit von fundierten anatomischen Kenntnissen für den klinischen Alltag verdeutlichen und gleichzeitig die Anatomie in dem Kontext darstellen, in dem sie später von den meisten Studierenden gebraucht wird - im klinischen Zusammenhang. Dabei ersetzt es keinesfalls ein Lehrbuch der Anatomie, sondern soll vielmehr als Begleitung zum Präparierkurs, als Wiederholungshilfe vor Anatomietestaten sowie als Vorbereitung auf das Physikum dienen. Das Buch soll dazu beitragen, eine klinisch-anatomische Denkweise zu entwickeln und zu begreifen, dass anatomisches Wissen eines der wichtigsten Instrumente ist, um Krankheiten zu diagnostizieren und zu behandeln.
Für das freundliche Überlassen von Bildmaterial bedanke ich mich ganz herzlich bei Prof. Dr. Mathias Langer (Radiologische Klinik, Universitätsklinikum Freiburg), Dr. Holger Schwantes und Dr. Andreas Kollar (Radiologie, Kliniken Herzberg/Osterode), Prof. Dr. Irina Mader, PD Dr. Stefan Meckel, cand. med. V. Maurer, cand. med. B. Hammerich (Neuroradiologie, Universitätsklinikum Freiburg), Prof. Dr. Christian Bode und Michael Rave (Kardiologie und Angiologie, Universitätsklinikum Freiburg) sowie bei zahlreichen Freunden und Bekannten. Ein besonderer Dank gilt Herrn Bernhard J. Bönisch und den Mitarbeitern von Lehmanns Media für die Realisierung dieses Buchprojektes.

Ich wünsche allen Lesern viel Spaß mit dem Buch und freue mich über Kommentare und Verbesserungsvorschläge.

Herzlichst,
Ihr Björn Spittau

Inhaltsverzeichnis

ANAMNESE

Ein 42-jähriger Mann kommt mit einer stark geschwollenen rechten Hand zu Ihnen in die chirurgische Ambulanz. Er berichtet, dass ihm vor zwei Tagen beim Aufräumen in der Garage eine schwere Eisenstange auf die Hand gefallen sei. Zunächst dachte er, dass alles nicht so schlimm sei, doch die Schmerzen hätten seitdem zugenommen und er kann die Hand kaum noch bewegen. Bei der Inspektion fällt die starke Schwellung sowie ein ausgeprägtes Hämatom auf. Die Hand ist im Bereich des Os metacarpale IV deutlich druckschmerzhaft und der Patient berichtet zudem, dass sich seine Finger „taub" anfühlen würden. Zur Beurteilung der knöchernen Strukturen lassen Sie bei dem Patienten eine Röntgenaufnahme der Hand durchführen.

FRAGEN

1. **Welche anatomischen Strukturen und pathologischen Veränderungen lassen sich in der Abbildung erkennen?**

2. **Beschreiben Sie den Aufbau des Handskeletts und gehen Sie auf die gelenkigen Verbindungen ein!**

3. **Der Patient berichtet von einem Taubheitsgefühl. Beschreiben Sie die sensible Innervation der Hand!**

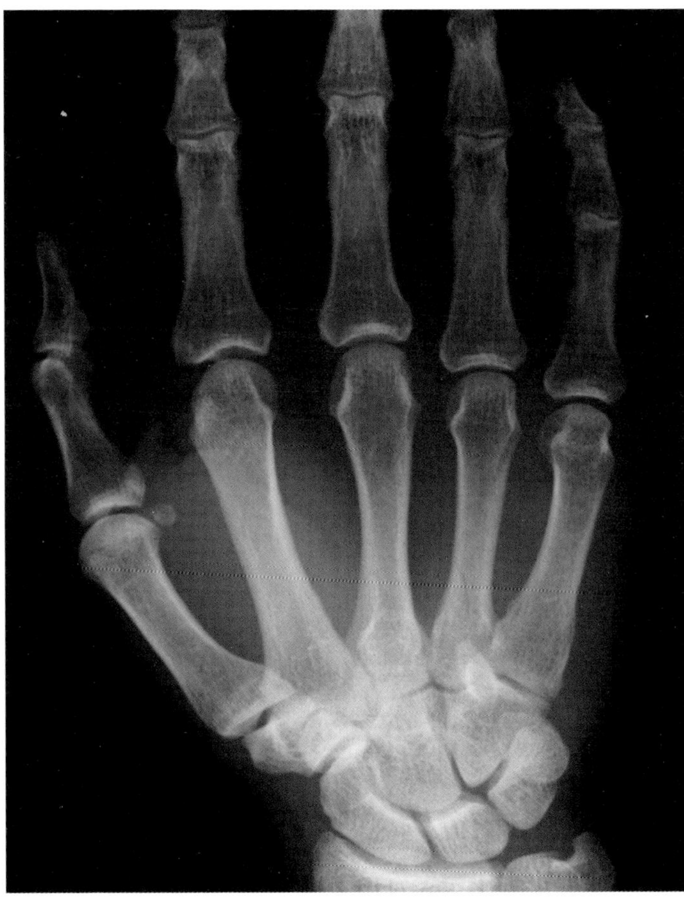

Abbildung 1.1: Röntgenaufnahme der rechten Hand.

LÖSUNG

1. Welche anatomischen Strukturen und pathologischen Veränderungen lassen sich in der Abbildung erkennen?

Die pathologische Veränderung, die hier zu sehen ist, ist eine basisnahe Fraktur des Os metacarpale IV. Man muss schon genau hinschauen, um den Frakturspalt zu erkennen. Die Fraktur ist nicht komplett, d.h. die Kortikalis der lateralen Seite des Os metacarpale IV ist noch intakt. Bei dieser unverschobenen Fraktur genügt eine Versorgung mit einer 2-Finger-Gipsschiene bzw. einer 2-Finger-Castschiene für ca. vier Wochen. Wichtig ist hier, dass nach Anlegen der Schiene am Folgetag die Durchblutung und die Sensibilität der Finger kontrolliert wird, da die Schwellung weiter zunehmen und so Nerven und Gefäße komprimieren kann.

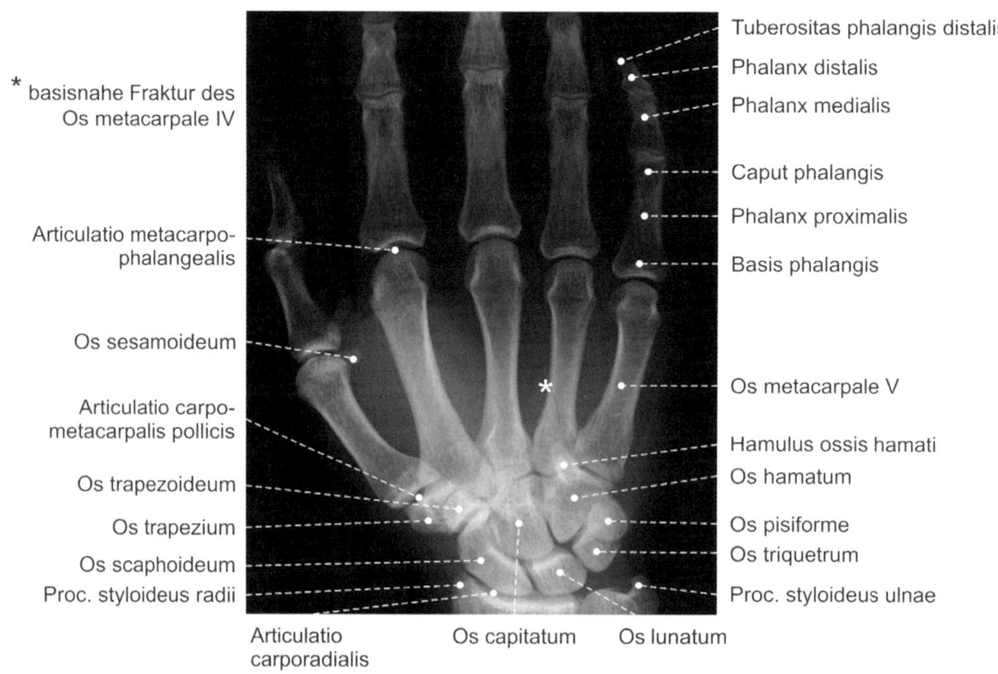

Abbildung 1.2: Röntgenaufnahme der rechten Hand mit Beschriftungen.

2. Beschreiben Sie den Aufbau des Handskeletts und gehen Sie auf die gelenkigen Verbindungen ein!

Das Handskelett lässt sich untergliedern in Hand(wurzel)knochen (**Ossa carpi**), Mittelhandknochen (**Ossa metacarpi**) und Fingerknochen (**Ossa digitorum [phalanges]**).
Die Ossa carpi sind in zwei Reihen angeordnet. Zu den Knochen der **proximalen Reihe** gehören von radial nach ulnar das **Os scaphoideum** (Kahnbein), **Os lunatum** (Mondbein), **Os triquetrum** (Dreiecksbein) und das **Os pisiforme** (Erbsenbein). Die **distale Reihe** besteht von radial nach ulnar aus **Os trapezium** (großes Vieleckbein), **Os trapezoideum** (kleines Vieleckbein), **Os capitatum** (Kopfbein) und **Os hamatum** (Hakenbein).
Die Mittelhandknochen (**Ossa metacarpi**) I-V gehören zu den kleinen Röhrenknochen (analog zu den Mittelfußknochen) und bestehen aus einer **Basis ossis metacarpi**, einem **Corpus ossis metacarpi** sowie einem **Caput ossis metacarpi**.
Mit Ausnahme des Pollex, der nur aus zwei Phalangen besteht, sind die Finger II-V aus jeweils drei Phalangen aufgebaut. **Phalanx proximalis**, **Phalanx medialis** und **Phalanx distalis**. Die Phalangen selbst sind wie die Ossa metacarpi in Basis, Corpus und Caput untergliedert.

Am Handskelett lassen sich folgende Gelenke (**Articulationes manus**) beschreiben:

- **proximales Handgelenk (Articulatio radiocarpalis)**
  - Facies articularis des Radius und der Diskus articularis (ulnocarpalis) artikulieren hier mit der proximalen Reihe der Handwurzelknochen, **Art. ellipsoidea**
- **distales Handgelenk (Articulatio mediocarpalis)**
  - hier artikulieren die proximale und die distale Reihe der Handwurzelknochen miteinander
- **Articulationes intercarpales**
  - gelenkige Verbindungen der Ossa capri untereinander. Durch Ligg. intercarpalia dorsalia, palmaria und interossea sind diese Gelenke funktionell straffe Gelenke und lassen nur geringfügige Bewegung zu (Amphiarthrosen)
- **Articulatio ossis pisiformis**
  - Os pisiforme und Os triquetrum
- **Articulationes carpometacarpales**
  - genauer gesagt: Articulationes carpometacarpales II-V. Hier artikulieren die distale Reihe der Handwurzelknochen mit den Basen der Ossa metacarpi. Funktionell Amphiarthrosen.
  - Sonderfall: **Articulatio carpometacarpalis pollicis**. Os trapezium und Os metacarpi I. Hier liegt ein Sattelgelenk (**Articulatio sellaris**) vor. Durch dieses Gelenk wird die Oppositionsbewegung erst ermöglicht.
- **Articulationes intermetacarpales**

- die seitlichen Flächen der Basen der Ossa metacarpi II-V bilden hier in der Regel 3 Gelenke. Ebenfalls Amphiarthrosen.

- **Articulationes metacarpophalangeales**
  - Caput ossis metacarpi und Basis phalangis proximalis. Anatomisch betrachtet liegt hier eine **Art. spheroidea** mit drei Freiheitsgraden vor, funktionell wird in diesen Gelenken aber keine aktive Rotation durchgeführt. Diese ist nur passiv möglich.
- **Articulationes interphalangeales**
  - Caput phalangis proximalis und Basis phalangis medialis bzw. Caput phalangis medialis und Basis phalangis distalis. **Ginglymus**.

3. Der Patient berichtet von einem Taubheitsgefühl. Beschreiben Sie die sensible Innervation der Hand!

Das vom Patienten beschriebene Taubheitsgefühl wird durch die Schwellung verursacht, welche die sensiblen Hautnerven komprimiert. An der sensiblen Innervation der Hand sind die drei großen Nerven der oberen Extremität beteiligt. Der **Nervus radialis**, der **Nervus ulnaris** sowie der **Nervus medianus**. Eine Übersicht gibt die Abbildung 1.3.

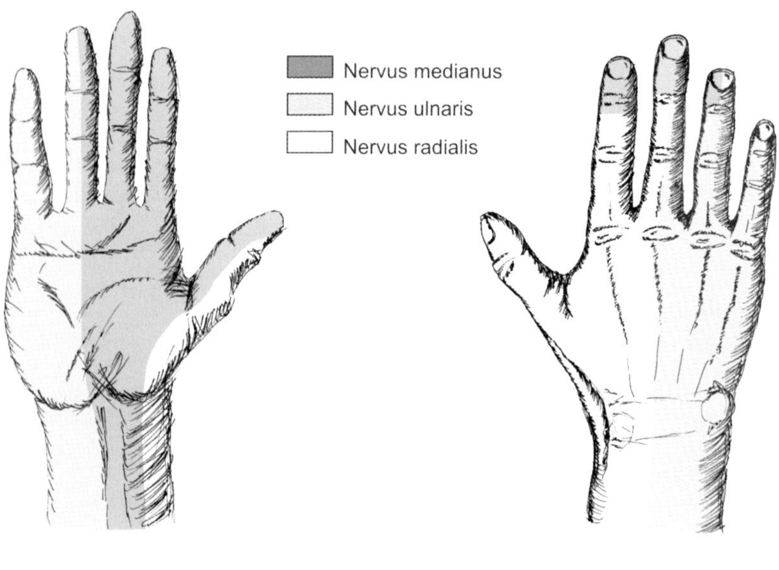

Abbildung 1.3: Sensible Innervation der Hand.

ANAMNESE

Eine 67-jährige Patientin mit einem bekannten Adenokarzinom des Colon sigmoideum stellt sich bei Ihnen mit abdominalen Schmerzen vor. Die Patientin berichtet außerdem, dass sich ihre Haut in letzter Zeit gelblich verfärbt hätte und häufig jucken würde. Bei der klinischen Untersuchung ertasten Sie mehrere derbe, knotige Strukturen im rechten Epigastrium. Die Leber lässt sich unterhalb des Rippenbogens ertasten und ist deutlich vergrößert. Sie führen eine Sonographie des Abdomens durch und erkennen multiple Raumforderungen innerhalb der Leber. Zur weiteren Abklärung lassen Sie eine CT des Abdomen bei der Patientin durchführen.

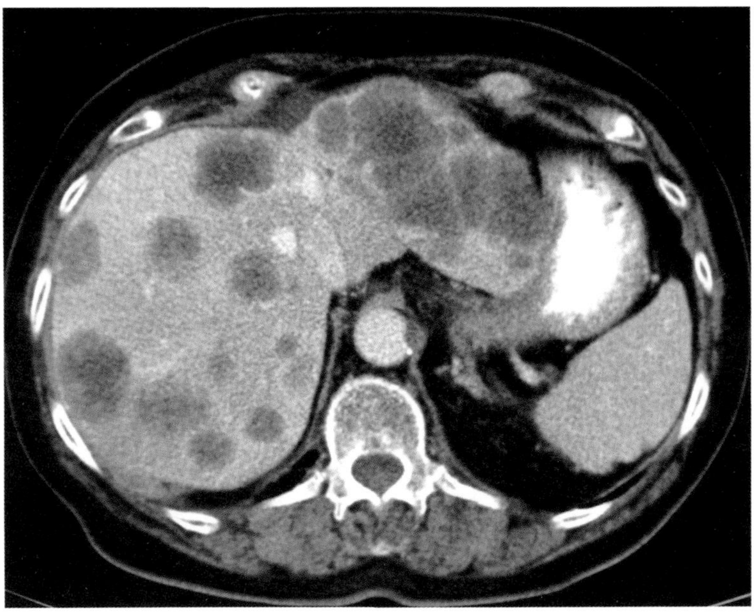

Abbildung 2.1: CT Abdomen in transversaler Schnittführung.

FRAGEN

1. **Welche anatomischen Strukturen erkennen Sie in der Aufnahme?**

2. **Was ist die wahrscheinlichste Diagnose in diesem Fall?**

3. **Erläutern Sie die Blutversorgung der Leber! Welche Konsequenzen hat die Blutversorgung der Leber für die Metastasierungswege viszeraler Malignome?**

4. **Was wissen Sie über die Einteilung der Leber in Segmente?**

LÖSUNG

1. Welche anatomischen Strukturen erkennen Sie in der Aufnahme?

MERKE: Hier liegt kein Situs inversus vor! Bei **CT- oder MRT-Aufnahmen in transversaler** Schnittführung schaut man immer **von unten** auf die Abbildung, daher kommt die Leber in der Abbildung auf der linken Seite zu liegen.

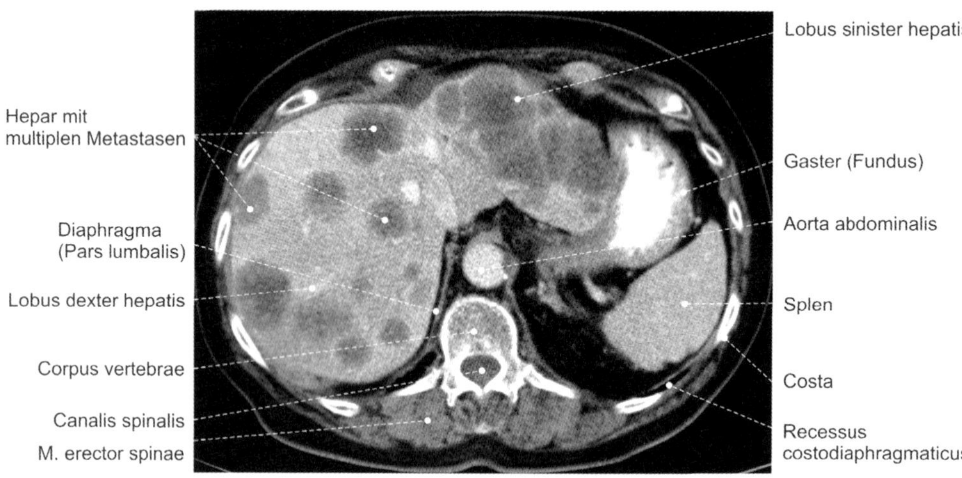

Abbildung 2.2: CT Abdomen in transversaler Schnittführung. Die wichtigsten anatomischen Strukturen sind markiert.

2. Was ist die wahrscheinlichste Diagnose in diesem Fall?

In diesem Fall liegen bei der Patientin **multiple Lebermetastasen** vor. Bei der Vorgeschichte der Patientin handelt es sich um Metastasen des Adenokarzinoms des Colon sigmoideum. Kolonkarzinome gehören zu den häufigsten Malignomen in Deutschland und betreffen Männer und Frauen gleichermaßen. Prädilektionsstelle ist das Colon sigmoideum.
Die Patientin berichtet zudem über eine Gelbfärbung der Haut (**Ikterus**) und einen Juckreiz (**Pruritus**). Beides sind Zeichen für eine deutliche Funktionseinschränkung der Leber, was bei der Durchsetzung mit Metastasen auch nicht anders zu erwarten ist. Ikterus und Pruritus entstehen, weil die Leber nicht mehr in der Lage ist, **Bilirubin** (Abbauprodukt des Hämoglobins) an Glucuronsäuren zu binden und so über die Gallenflüssigkeit in den Darm abzugeben, wo es über den Stuhl ausgeschieden wird. Die Bilirubinkonzentration im Blut steigt stark an (**Hy-**

perbilirubinämie), und das Bilirubin lagert sich in der Haut und den Skleren ab und sorgt so für eine Gelbfärbung. Durch die Ablagerung entsteht in der Haut auch eine Entzündungsreaktion, die für den Juckreiz verantwortlich ist.

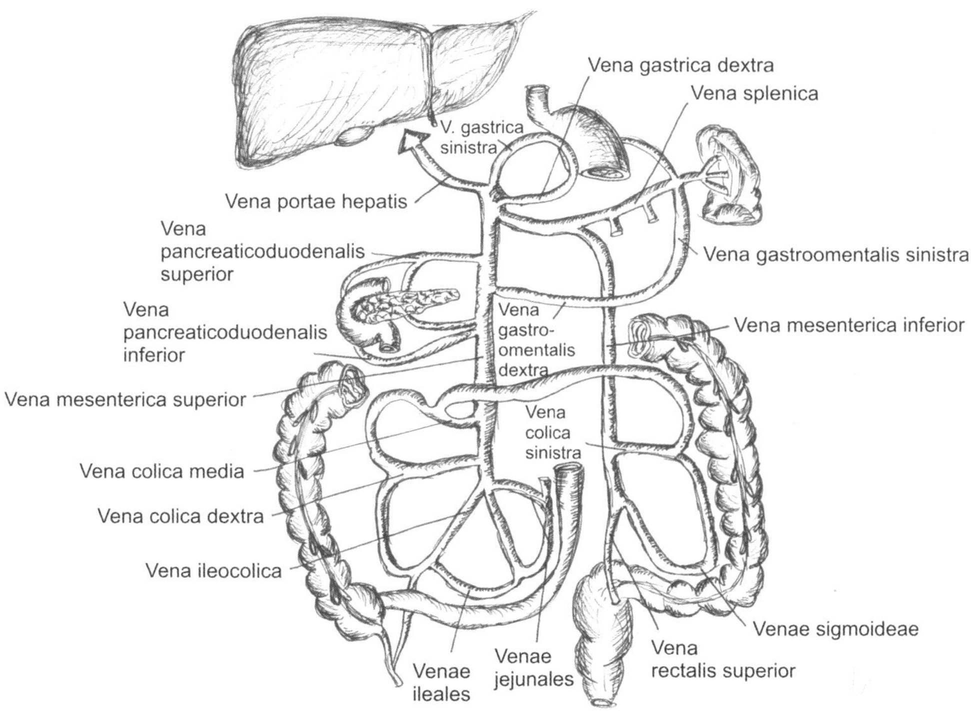

Abbildung 2.3: Schematische Darstellung der Äste der Vena portae hepatis.

3. Erläutern Sie die Blutversorgung der Leber! Welche Konsequenzen hat die Blutversorgung der Leber für die Metastasierungswege viszeraler Malignome?

Die Blutversorgung der Leber erfolgt durch die **Vena portae hepatis** und die **Arteria hepatica propria** (aus der A. hepatica communis aus dem Truncus coeliacus). Damit gehört die Leber zu den wenigen Organen, die sowohl mit arteriellem, als auch mit venösem Blut versorgt werden. Das besondere Gefäß in diesem Zusammenhang ist die **V. portae hepatis**, die das sau-

erstoffarme aber nährstoffreiche venöse Blut aus dem Verdauungstrakt und anderen Abdominalorganen sammelt und zur Leber führt.
Die **V. portae hepatis** entsteht durch den Zusammenfluß der **V. mesenterica superior** mit der **V. splenica** in die zuvor die **V. mesenterica inferior** einmündet. Die V. portae hepatis tritt zusammen mit der A. hepatica propria auf der Dorsalseite der Leber in die so genannte Leberpforte ein.
Das venöse Blut verlässt die Leber über drei **Venae hepaticae**, die direkt in die Vena cava inferior einmünden.

Bei der Metastasierung von Malignomen gibt es prinzipiell folgende Möglichkeiten:
- **lokales, invasives Wachstum** innerhalb des Organparenchyms
- **hämatogene Metastasierung**, meist venös, aber auch arteriell
- **lymphogene Metastasierung**, in regionale Lymphknoten

Aus der Blutversorgung der Leber ergibt für die hämatogene Metastasierung von viszeralen Malignomen folgende Konsequenz. Entsteht ein Malignom im Drainagegebiet der V. portae hepatis, erfolgt die hämatogene Metastasierung primär in die Leber. Daher finden sich hämatogene Metastasen von Kolonkarzinomen meistens in der Leber. Auch Malignome des Pankreas, des Magens und des Dünndarms metastasieren in die Leber. Denken Sie daran, dass es auch Darmabschnitte gibt, die nicht über die V. portae hepatis drainiert werden. Bei **tiefsitzenden Rektumkarzinomen** erfolgt der venöse Abfluss über die **Vv. rectales mediae et inferiores**. Hier erfolgt eine hämatogene Metastasierung primär in die Lungen.

Folgender Weg wird dabei zurückgelegt:
Vv. rectales mediae et inferiores →V. iliaca interna→ V. iliaca communis→ V. cava inferior→ Atrium dextrum cordis→ Ventriculus dexter cordis→ Truncus pulmonalis→ A. pulmonalis dextra et sinistra

4. Was wissen Sie über die Einteilung der Leber in Segmente?

Die Leber wird entsprechend ihrer Gefäßversorgung in Segmente unterteilt. Die Segmente werden dabei durch die Äste der V. portae hepatis, die Äste der A. hepatica propria und durch Gallengänge definiert. Diese drei Strukturen laufen in der Leber stets zusammen und bilden eine Trias. Nach Claude Couinaud (französischer Chirurg und Anatom, 1922-2008) wird die Leber in acht Segmente eingeteilt. Jedes Segment wird jeweils durch einen Hauptast der V. portae hepatis und der A. hepatica propria versorgt.

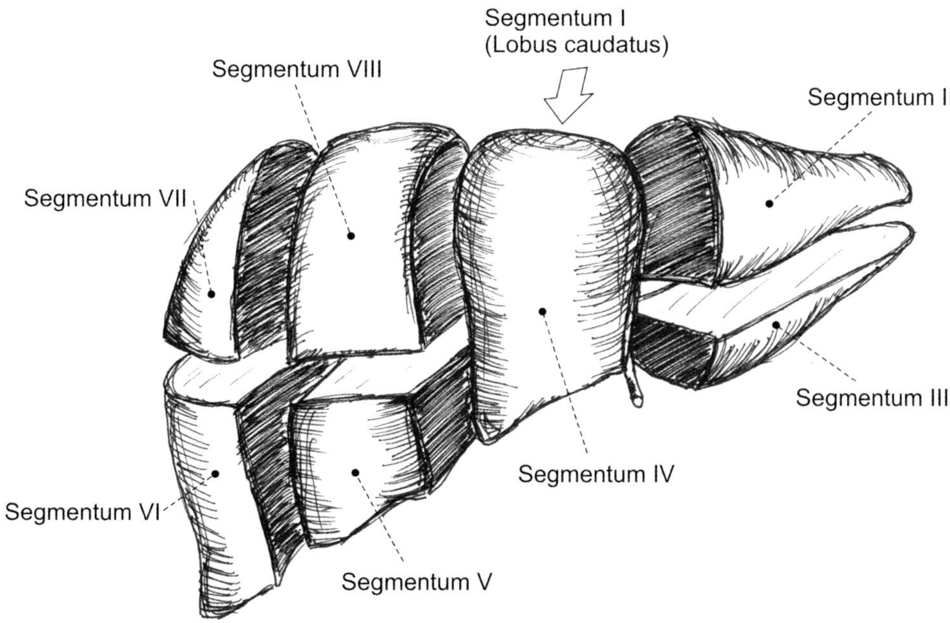

Abbildung 2.4: Segmenteinteilung der Leber nach Couinaud. Segmentum I befindet sich auf der Dorsalseite und ist von ventral nicht zu sehen.

Die Kenntnisse der Lebersegmente und ihrer Grenzen ist insbesondere für Radiologen und Chirurgen wichtig. Die Radiologen müssen bei intrahepatischen Raumforderungen eine genaue Segmentbeteilung angeben. Chirurgen orientieren sich bei Leberteilresektionen an den Segmentgrenzen, um eine verminderte Durchblutung von Leberarealen nach der Resektion zu verhindern und um so die postoperative Funktion der Leber zu gewährleisten.

ANAMNESE

Ein 65-jähriger Patient kommt zu Ihnen und berichtet, dass er seit einiger Zeit Probleme habe, längere Stecken zu gehen. Er gibt an, dass er nach kurzer Zeit Schmerzen im rechten Gesäß und im Oberschenkel verspüre und deshalb stehen bleiben müsse. Nach wenigen Minuten seien die Schmerzen wieder verschwunden und er könne weitergehen. Da sich die Strecke, die er schmerzfrei zurücklegen kann, in letzter Zeit doch erheblich verkürzt habe, wünscht er nun eine Abklärung der Symptomatik. Im Vertrauen berichtet er Ihnen außerdem, dass er seit einigen Wochen auch Probleme mit der Potenz habe. Der Patient ist seit Jahrzehnten starker Raucher, die übrige Krankengeschichte ist unauffällig. Bei der klinischen Untersuchung fällt Ihnen auf, dass das rechte Bein blass und kühl ist. Weiterhin lassen sich keine sicheren Pulse am rechten Bein ertasten. Zusätzlich ist die Kraft im rechten Bein deutlich eingeschränkt. Sie lassen eine Angiographie der Beckenarterien durchführen und erhalten folgenden Befund.

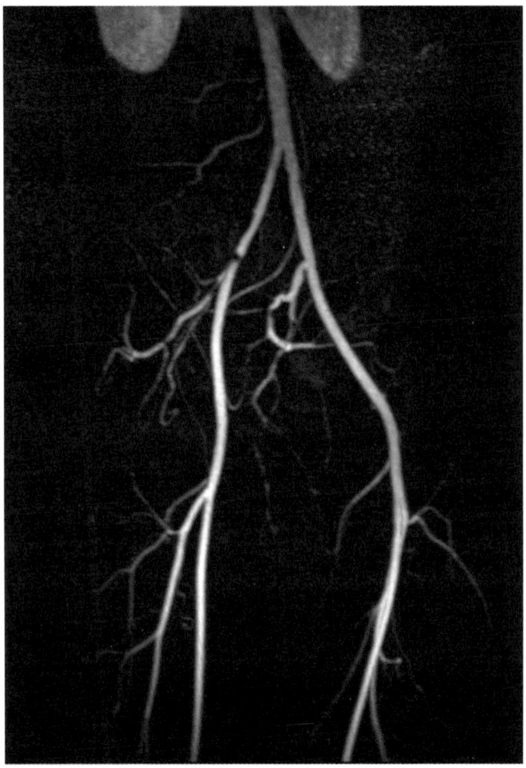

Abbildung 3.1: Rekonstruktion nach Angiographie des arteriellen Systems. MRT nach Kontrastmittelinjektion.

FRAGEN

1. **Benennen Sie die Gefäße, die auf der Abbildung zu erkennen sind. Beschreiben Sie die weiteren arteriellen Gefäße der unteren Extremität! Wo lassen sich im Bereich der unteren Extremität Pulse ertasten?**

2. **Um welche Erkrankung handelt es sich? Erklären Sie den Pathomechanismus der Erkrankung! Wie kommt es zu der beschriebenen Symptomatik? Welche Therapiemöglichkeiten gibt es?**

LÖSUNG

1. Benennen Sie die Gefäße, die auf der Abbildung zu erkennen sind. Beschreiben Sie die weiteren arteriellen Gefäße der unteren Extremität! Wo lassen sich im Bereich der unteren Extremität Pulse ertasten?

Bei der Abbildung handelt es sich um eine Rekonstruktion von Magnet-Resonanz-Aufnahmen der arteriellen Becken- und Beingefäße nach Kontrastmittelgabe. Folgende Gefäße lassen sich dabei erkennen:

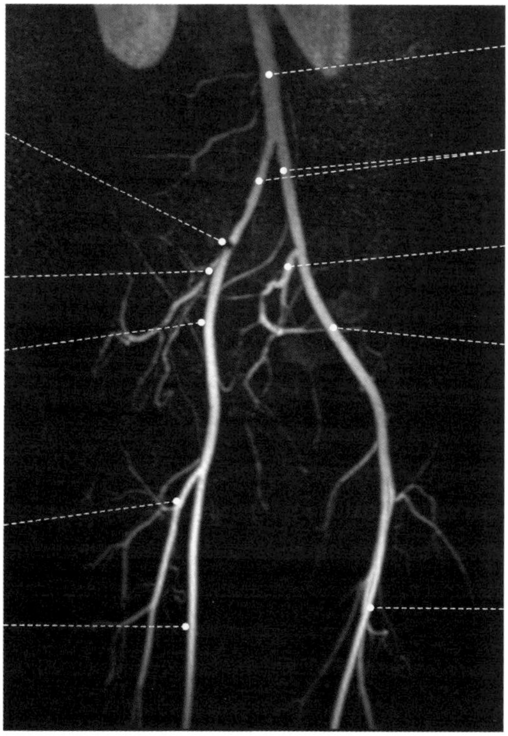

Abbildung 3.2: Rekonstruktion nach MRT-Angiographie. Die wichtigsten erkennbaren Gefäße sind gekennzeichnet.

Bei der arteriellen Versorgung der unteren Extremität ist es sinnvoll nach Versorgungsgebieten in Oberschenkel, Unterschenkel und Fuß zu unterteilen. Das Gefäß des Oberschenkels ist die **Arteria femoralis**, die eine direkte Fortsetzung der **Arteria iliaca externa** darstellt. Die **Arteria femoralis** zieht unter dem **Ligamentum inguinale** in der **Lacuna vasorum** zum ventralen Oberschenkel und verläuft in der **Fossa iliopectinea**. Dorsal des Musculus sartorius befindet sich ihre Eintrittsstelle in den Adduktorenkanal, den sie durch den **Hiatus adductorius** wieder verlässt. Von nun an wird sie als **Arteria poplitea** bezeichnet. Die **Arteria femoralis** versorgt die tiefen Schichten der Gesäßregion, Hüfte, Teile der Genitalregion sowie den Oberschenkel.

Folgende wichtige Äste gibt die Arteria femoralis in ihrem Verlauf ab:

- **Arteria epigastrica superficialis**
- **Arteria circumflexa ilium superficialis**: Anastomose mit A. circumflexa ilium profunda (aus A. iliaca externa)
- **Aa. pudendae externae**
    - Rr. scrotales anteriores bzw. Rr. labiales anteriores
    - Rr. inguinales
- **Arteria profunda femoris**: stärkster Ast der A. femoralis, entspringt 4-6 cm unterhalb des Leistenbandes und verläuft nach dorsolateral
    - A. circumflexa femoris lateralis
    - A. circumflexa femoris medialis, Anastomose mit A. circumflexa femoris lat.
    - Aa. perforantes, durchbohren die Adduktoren
- **Arteria descendens genus**

Das Knie und die Region der Kniekehle werden durch die **Arteria poplitea** und ihre Äste versorgt. Die **Arteria poplitea** ist die direkte Verlängerung der **Arteria femoralis** und reicht bis an den Oberrand des Musculus soleus.

Folgende Äste gibt die **Arteria poplitea** ab:

- **Arteria superior lateralis genus**
- **Arteria superior medialis genus**
- **Arteria media genus**
- **Aa. surales**
- **Arteria inferior lateralis genus**
- **Arteria inferior medialis genus**
- **Arteria tibialis anterior**
- **Arteria tibialis posterior**
    - **Arteria fibularis** (peronea)

Die **drei großen Gefäße** des **Unterschenkels** sind die **Arteria tibialis anterior et posterior** sowie die **Arteria fibularis** (peronea), die mit ihren Ästen ebenfalls den Fuß versorgen. Die **Arteria tibialis anterior** geht auf dem Fußrücken in die **Arteria dorsalis pedis** über, welche danach folgende Äste abgibt:

- Arteria tarsalis lateralis
- Arteriae tarsales mediales
- A. arcuata, Anastomse mit der A. tarsalis lateralis
- A. metatarsalis dorsalis I, gibt die A. plantaris profunda ab, die mit dem Arcus plantaris anastomosiert
- Aa. metatarsales dorsales II-IV, geben Rr. perforantes ab, die mit entsprechenden Aa. metatarsales plantares kommunizieren
- A. metatarsalis dorsalis V
- Aa. digitales dorsales

Auf der Dorsalseite des Unterschenkels verläuft die **Arteria tibialis posterior**, die in ihrem Verlauf Äste für die Versorgung des Unterschenkels abgibt, um dann den **Arcus plantaris profundus** zu bilden.

- Ramus circumflexus fibularis
- **Arteria fibularis** (peronea)
    - Rr. malleolares laterales
    - Rr. calcanei
- Rami malleolares mediales
- Rami calcanei
- **Arteria plantaris lateralis**
    - Aa. metatarsales plantares I-V, geben Rr. perforantes ab, die mit den Rr. perforantes der Aa. metatarsales dorsales anastomosieren
        - Aa. digitales plantares communes
- **Arteria plantaris medialis**

Pulse an der unteren Extremität lassen sich an folgenden Stellen bzw. Gefäßen ertasten:

- **A. femoralis:** unterhalb des Leistenbandes. Von medial nach lateral kommen dort die Vena femoralis, Arteria femoralis und der Nervus femoralis zu liegen (**IVAN**=**I**nnen **V**ene, **A**rterie, **N**erv).
- **A. poplitea:** in der Tiefe der Kniekehle bei leichter Beugung im Kniegelenk zu tasten
- **A. tibialis posterior:** an der Dorsalseite des Malleolus medialis

- **A. dorsalis pedis:** auf dem Fußrücken zwischen den Sehnen des Musculus extensor hallucis longus und des Musculus extensor digitorum longus zu tasten.

2. Um welche Erkrankung handelt es sich? Erklären Sie den Pathomechanismus der Erkrankung! Wie kommt es zu der beschriebenen Symptomatik? Welche Therapiemöglichkeiten gibt es?

Im vorliegenden Fall handelt es sich um die **periphere arterielle Verschlusskrankheit**, kurz PAVK. Die PAVK beschreibt eine Vielzahl von Symptomen, die durch den Verschluss der Aorta selbst oder ihrer extremitätenversorgenden Äste entstehen. Als Ursachen kommen dafür sowohl **entzündliche**, als auch **degenerative Gefäßveränderungen** in Frage. Man geht davon aus, dass etwa 90 % aller arteriellen Verschlüsse die Aorta, Iliakalgefäße, sowie die Gefäße der unteren Extremität betreffen. Die übrigen 10 % verteilen sich auf Kopf, Arme und viszerale Aortenäste. Entsprechend der Lokalisation unterschiedet man zwischen **Aortentyp**, **Beckentyp**, **Oberschenkeltyp**, **peripher-akraler Typ**, **Hirnarterientyp** und **Schultergürtel-Arm-Typ**. Die Erkrankung betrifft mit einem Verhältnis von **5:1 hauptsächlich Männer**, wobei **Rauchen** einer der größten Risikofaktoren zu sein scheint. Die meisten PAVK-Fälle verlaufen lange Zeit asymptomatisch, da die ersten **Symptome** ab einer **Stenosierung von mehr als 50 %** auftreten. Die Erkrankung ist charakterisiert durch das Auftreten von muskulären Schmerzen und das Fehlen von peripheren Pulsen, natürlich immer in Abhängigkeit vom jeweiligen Ort des Verschlusses. Bei Beteiligung der **Arteria iliaca interna** kann es auch zu **erektiler Dysfunktion** kommen. Durch die Mangelversorgung der Muskulatur, insbesondere bei Verschlüssen von Gefäßen des Beckens und der unteren Extremität, kommt es zu einer **Einschränkung der Gehstrecke**, so dass die Patienten häufig Gehpausen einlegen müssen. Dieses Phänomen bezeichnet man als **„Schaufensterkrankheit"** oder **Claudicatio intermittens**.

Nach **FONTAINE** werden folgende **Stadien** unterschieden:

- **Fontaine I**: beschwerdefrei bei nachgewiesener PAVK
- **Fontaine IIa:** Gehstrecke >200m, Therapie: Gehtraining
- **Fontaine IIb:** Gehstrecke <200m, Therapie: Hemmung der Thrombozytenaggregation und medikamentöse Verbesserung der hämodynamischen Eigenschaften des Blutes
- **Fontaine III:** Ruheschmerz, Indikation zur Operation (Bypassgraft zur Überbrückung der Stenose, Thrombendarteriektomie bzw. Embolektomie)
- **Fontaine IV:** Nekrose, Gangrän; Amputation

ANAMNESE

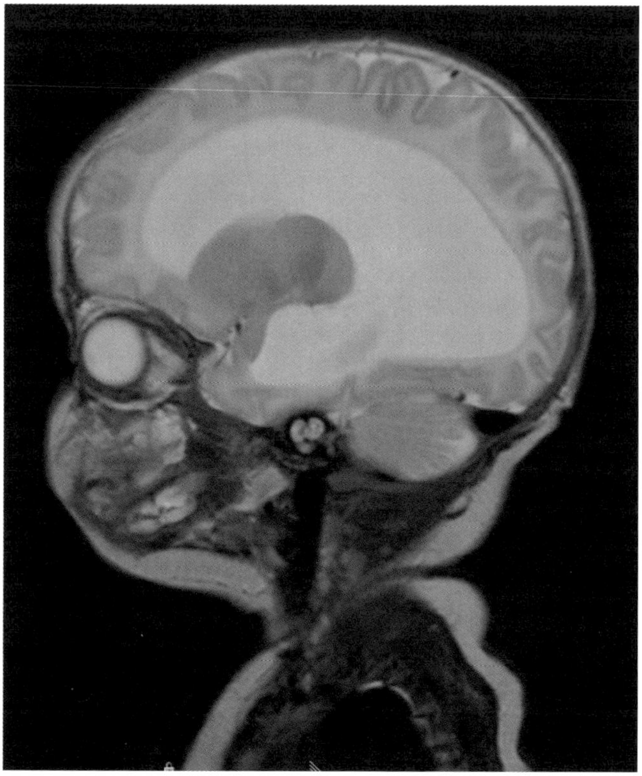

Abbildung 4.1: MRT des Schädels in sagittaler Schnittführung.

Eine 31-jährige Frau stellt sich mit ihrem acht Wochen alten Säugling in der Klinik vor. Sie gibt an, dass ihr Sohn seit einigen Tagen auffällig häufig weint und irgendwie abwesend wirke. Sie ist zudem sehr besorgt, da das Kind seit letzter Nacht mehrmals erbrochen hat und sich auch nicht mehr stillen lässt. Die Mutter berichtet Ihnen, dass direkt nach der Geburt des Kindes eine Malformation der Vena cerebri magna (GALENsche Vene) diagnostiziert wurde.

FRAGEN

1. **Welche Diagnose lässt sich anhand des MRT-Bildes stellen? Welche Ursachen für diese Erkrankung gibt es?**

2. **Was wissen Sie über den Liquor cerebrospinalis?**

3. **Beschreiben Sie den Aufbau des Ventrikelsystems!**

LÖSUNG

1. Welche Diagnose lässt sich anhand des MRT-Bildes stellen? Welche Ursachen für diese Erkrankung gibt es?

Bei dem T2-gewichteten MRT des Schädels fällt ein massiv vergrößerter Seitenventrikel auf. Das umgebene Hirnparenchym scheint komprimiert. Es handelt sich im vorliegenden Fall um einen **Hydrocephalus**, also eine pathologische Zunahme des Liquor cerebrospinalis und eine damit verbundene Vergrößerung der inneren Liquorräume. Das Erbrechen des Kindes sowie die „Abwesenheit" und das vermehrte Weinen sind typische Symptome. Beim Hydrocephalus lassen sich folgende Formen unterscheiden:

- **Hydrocephalus internus:** Erweiterung der Ventrikel (innere Liquorräume)
  - **Hydrocephalus occlusivus:** bei Abflusshindernis aus den inneren Liquorräumen
  - **Hydrocephalus malresorptivus:** bei gestörter oder verzögerter Resorption
- **Hydrocephalus externus:** Erweiterung des Subarachnoidalraumes (äußere Liquorräume)
- **Hydrocephalus e vacuo:** Erweiterung bei primärem Hirnparenchymverlust
- **Normaldruckhydrocephalus:** Erweiterung der Liquorräume mit intermittierendem Anstieg des Hirndruckes (Symptomen-TRIAS: Demenz, Inkontinenz, Gangstörungen)

2. Was wissen Sie über den Liquor cerebrospinalis?

Im zentralen Nervensystem unterscheidet man zwischen inneren Liquorräumen (Ventrikelsystem) und äußeren Liquorräumen (Subarachnoidalraum). Alle Liquorräume sind mit dem **Liquor cerebrospinalis** gefüllt, der in den inneren Liquorräumen durch den **Plexus choroideus** produziert wird. Der Plexus choroideus befindet sich ausschließlich im Ventrikelsystem und stellt eine Aussackung von venösen Gefäßen dar, die mit einer speziellen Epithelschicht, den Ependymzellen, überzogen sind. Von hier aus wird der Liquor als Filtrat des Blutes abgepresst und gelangt so in die inneren Liquorräume. Die Hauptfunktion des **Liquor cerebrospinalis** besteht in einer mechanischen Pufferung des Gehirns, wobei das Gehirn durch das Schwimmen im Liquor relativ leichter wird (von 1500 g auf ungefähr 100-50 g). Es wird auch eine ernährende Funktion des Liquors für das Hirnparenchym beschrieben. In der Gesamtheit der Liquorräume befinden sich ungefähr 150 ml Flüssigkeit, doch der Plexus choroideus produziert täglich bis zu 500 ml Liquor cerebrospinalis. Das bedeutet, dass die gesamte Liquormenge bis zu viermal täglich ausgetauscht wird. Dafür muss der Liquor cerebrospinalis ständig resorbiert werden. Der Liquor gelangt vom Ventrikelsystem über die **Apertura mediana (MAGENDI)** und die **Aperturae laterales (LUSCHKA)** in den Subarachnoidalraum (**Cisterna cerebromedullaris**). Im Bereich des **Sinus sagittalis superior** durchbrechen Arachnoidalzotten die Dura mater als **Granulationes arachnoideae (PACCIONI)**, so dass der Liquor an diesen Stellen in den Sinus einmünden kann. Störungen dieser Liquorzirkulation führen relativ schnell zu einer Erhöhung des Liquorvolumens in den inneren bzw. äußeren Liquorräumen und somit zur Erhöhung des Hirninnendruckes mit entsprechenden klinischen Symptomen.

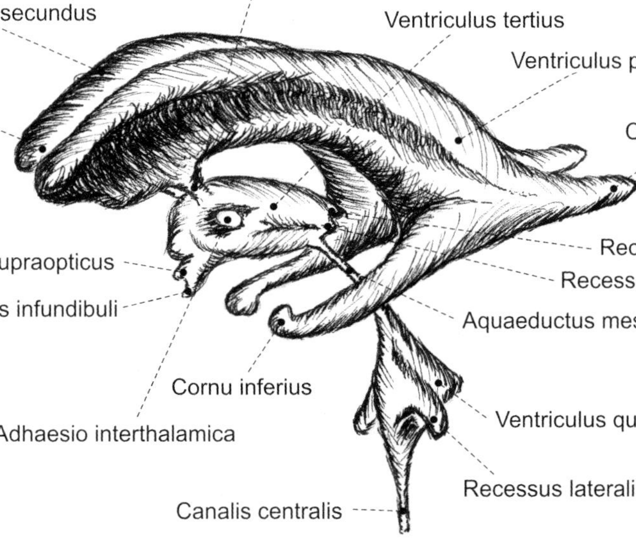

Abbildung 4.2: Übersicht über das Ventrikelsystem.

3. Beschreiben Sie den Aufbau des Ventrikelsystems!

Das Ventrikelsystem besteht aus vier Kammern, die miteinander in Verbindung stehen. Man unterscheidet zwei paarig angelegte Seitenventrikel von zwei unpaarig angelegten Ventrikeln. Der linke Seitenventrikel wird als **Ventriculus primus** und der rechte Seitenventrikel als **Ventriculus secundus** bezeichnet. Beide Seitenventrikel kommunizieren über ein **Foramen interventriculare (MONROI)** mit dem **Ventriculus tertius**. Der dritte Ventrikel wird von beiden Seiten durch die Thalami begrenzt, die sich im Bereich der **Adhaesio interthalamica** berühren und so eine charakteristische Aussparung im dritten Ventrikel hervorrufen. Im Bereich des Hypophysenstiels und der Epiphyse besitzt der Ventriculus tertius auffällige Ausziehungen, den Recessus infundibuli und den Recessus pinealis. Über den **Aquaeductus mesencephali** steht der dritte Ventrikel mit dem **Ventriculus quartus** in Verbindung. Diese Engstelle ist klinisch besonders wichtig, denn hier kommt es häufig zu Abflussbehinderungen. Der vierte Ventrikel hat den Grundriss einer Raute, die sich zeltförmig nach okzipital aufspannt. Nach caudal setzt er sich in den **Canalis centralis** fort, der im Zentrum der Medulla spinalis verläuft. Auch der vierte Ventrikel besitzt charakteristische Ausziehungen (die beiden Recessus laterales und den Recessus medianus), die mit ihren Öffnungen (Aperturae laterales und Apertura mediana) das Ventikelsystem mit dem Subarachnoidalraum verbinden.

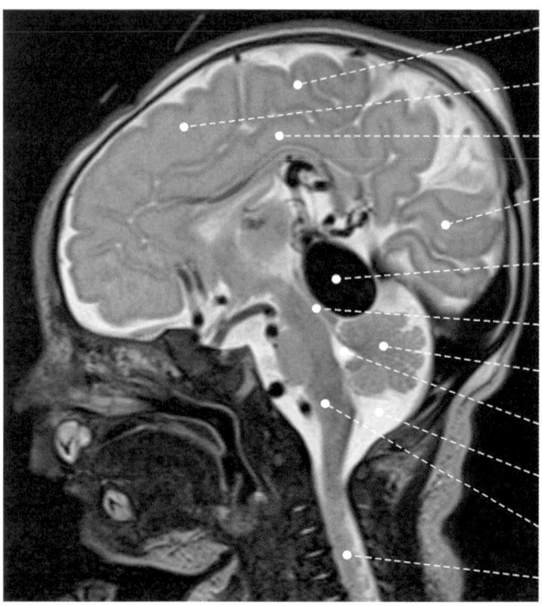

Abbildung 4.3: Befund der Malformation der Vena cerebri magna.

Im vorliegenden Fall besteht bei dem Säugling seit der Geburt eine Malformation der **Vena cerebri magna** (GALEN), die in ihrem Kaliber massiv erweitert ist und auf den Aquaeductus mesencephali drückt. Durch diese Kompression wird ein Abfließen des Liquor cerebrospinalis aus dem dritten Ventrikel in den vierten Ventrikel verhindert, und der Liquor staut sich daher in den Seitenventrikeln und im dritten Ventrikel. Es liegt hier also ein Hydrocephalus internus occlusivus vor. Die akute Therapie in einem solchen Fall besteht in der Drainage des Liquor cerebrospinalis, um den Hirndruck zu senken und die Schädigung von Hirngewebe zu verhindern.

ANAMNESE

Ein 62-jähriger Mann wird mit Schmerzen in der linken Brust, im Bereich des Sternums sowie im linken Arm in die Notaufnahme eines Krankenhauses gebracht. Bei der Aufnahme beträgt die Herzfrequenz 156/min und der Blutdruck 105/75 mmHg. Der Patient ist kaltschweißig, blass und leidet an heftiger Atemnot. Aus der Anamnese geht hervor, dass der Mann übergewichtig ist, seit Jahrzehnten stark raucht und zusätzlich an einem Diabetes mellitus Typ II leidet. Als aufnehmender Arzt vermuten Sie einen akuten Myokardinfarkt und erfahren aus den Unterlagen des Krankenhausarchivs, dass der Patient vor einem halben Jahr bereits wegen einer Angina pectoris bei bekannter koronarer Herzkrankheit (KHK) behandelt wurde. Laborwerte und EKG bestätigen Sie in Ihrer Vermutung. Der Patient wird sofort zur Koronarangiographie weitergeleitet.

FRAGEN

1. **Beschreiben Sie die arterielle Blutversorgung sowie den venösen Abfluss des Herzens! Was sind funktionelle Endarterien? Welche verschiedenen Versorgungstypen kennen Sie?**

2. **Beschreiben Sie den Pathomechanismus des Myokardinfarktes. Wie erklären Sie sich die Schmerzen des Patienten im linken Arm? Kann es noch andere Schmerzlokalisationen geben?**

3. **Was ist eine Koronarangiographie? Beschreiben Sie den Weg des Katheters von der möglichen Einführungsstelle bis hin zu den Ostien der Koronararterien!**

LÖSUNG

1. Beschreiben Sie die arterielle Blutversorgung sowie den venösen Abfluss des Herzens! Was sind funktionelle Endarterien? Welche verschiedenen Versorgungstypen kennen Sie?

Das Herz ist ein Muskel, der unser gesamtes Leben aktiv ist. Abhängig von unser körperlichen Anstrengung muss er Höchstleistungen bringen und zusätzlich eine enorme Reservekapazität besitzen. Daher muss eine optimal angepasste Sauerstoffversorgung gewährleistet sein. Dies geschieht über die beiden Herzkranzgefäße, **Aa. coronariae cordis**. Diese beiden Gefäße entspringen direkt aus der **Aorta** im Bereich des **Sinus aortae** und stellen die ersten Abgänge der Aorta dar. Die folgende Übersicht gibt die wichtigsten Äste der der **A. coronaria dextra et sinistra** mit ihren entsprechenden Versorgungsgebieten wieder.

Arteria coronaria sinistra

- **Ramus circumflexus**
  - Ramus atrialis anastomoticus; anastomosiert mit dem entsprechenden Ast der Arteria coronaria dextra
  - Ramus atrioventricularis (linker Vorhof, linker Ventrikel)
  - Ramus marginalis sinister (linker Ventrikel)
  - Ramus atrialis intermedius (Rückseite des linken Vorhofes)
- **Ramus interventricularis anterior**
  - Ramus lateralis (Vorderwand des linken Ventrikels)
  - Rami interventriculares septales (vordere 2/3 des Septum interventriculare)

Arteria coronaria dextra

- Ramus coni arteriosi (Conus arteriosus)
- **Ramus nodi sinuatrialis** (Sinusknoten)
- Rami atriales (rechter Vorhof)
- Rami ventriculares (rechter Ventrikel)
- **Ramus marginalis dexter** (Vorder- und Seitenwand des rechten Ventrikels)
- **Ramus interventricularis posterior** (Hinterwand des rechten Ventrikels)
  - Rami interventriculares septales (hinteres 1/3 des Septum interventriculare)

Der **venöse Abfluss** erfolgt über die Herzvenen. Sammelgefäß für den größten Anteil des venösen Blutes ist der **Sinus coronarius**. Er bekommt Zuflüsse aus folgenden Gefäßen, bevor er selbst in den rechten Vorhof mündet:

- **Vena cardiaca magna** (auch Vena cordis magna genannt): Blut aus der Facies sternocostalis des rechten und linken Ventrikels
- **Vena ventriculi sinistri posterior**: Hinterwand des linken Ventrikels
- **Vena cardiaca parva**: rechter Vorhof sowie rechter Ventrikel

Zusätzlich münden zahlreiche kleinere Venen als **Venae cardiacae parvae** und **Venae cardiacea mininmae** direkt in den rechten Vorhof und andere Räume des Herzens.

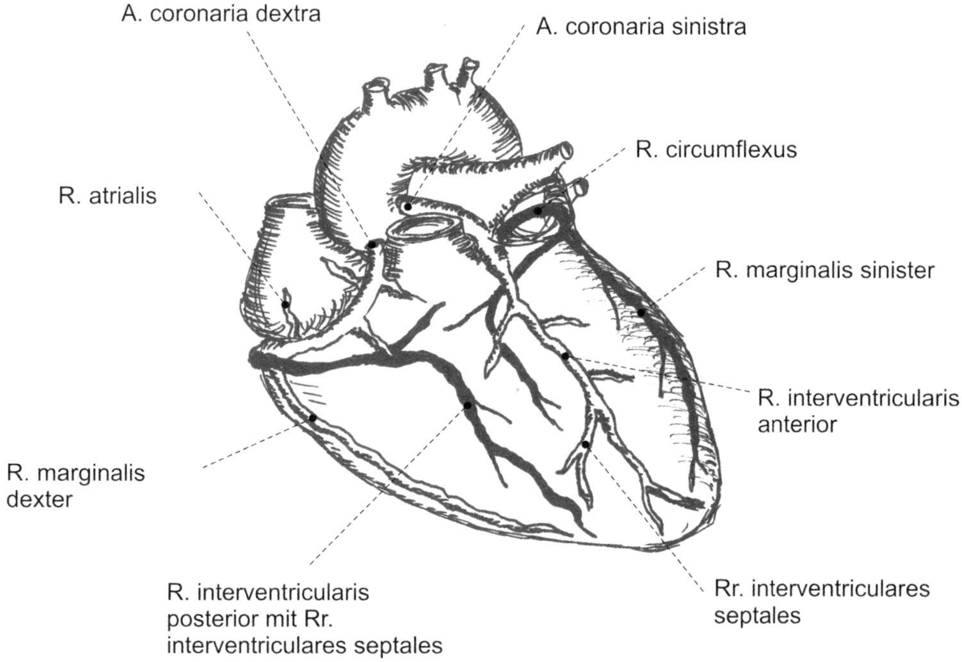

Abbildung 5.1: Darstellung der Arteriae coronariae mit ihren wichtigsten Ästen. Ansicht von ventral.

> **MERKE:** Endarterien sind Arterien, denen Kollateralen und Anastomosen zu benachbarten Arterien fehlen und die somit allein für die Versorgung ihres Kapillargebietes verantwortlich sind. Beim Verschluss einer solchen Endarterie kommt es zwangsläufig zum Untergang (Nekrose) des zu versorgenden Gewebes. Es gibt nun auch Arterien, die zwar Kollateralen und Anastomosen zu benachbarten Arterien besitzen, bei deren Verschluss es aber dennoch zur Nekrose des nachgeschalteten Organgebietes kommt, da diese Kollateralen und Anastomosen funktionell keine Bedeutung haben. Diese Gefäße werden daher als funktionelle Endarterien bezeichnet. Koronararterien zählen zu den funktionellen Endarterien.

Ensprechend der Ausprägungen und der Versorgungsgebiete der Arteria coronaria dextra et sinistra unterscheidet man folgende Versorgungstypen:

- **ausgeglichener Versorgungstyp** (Normaltyp)
  - Gefäßversorgung wie in der Übersicht beschrieben
- **koronarer Linksversorgungstyp** (Linkstyp)
  - Der Ramus interventriculares posterior entspringt aus dem Ramus circumflexus der Arteria coronaria sinistra
- **koronarer Rechtsversorgungstyp** (Rechtstyp)
  - deutlich ausgeprägte Arteria coronaria dextra, die sich bis auf die Hinterseite des linken Ventrikel zieht und große Teile der Hinter- und Seitenwand versorgt. Meist kleiner Ramus circumflexus der Arteria coronaria sinistra

2. Beschreiben Sie den Pathomechanismus des Myokardinfarktes. Wie erklären Sie sich die Schmerzen des Patienten im linken Arm? Kann es noch andere Schmerzlokalisationen geben?

Beim akuten Myokardinfarkt kommt es durch den Verschluss eines Koronargefäßes oder Koronargefäßastes zur **ischämischen Myokardnekrose**. Der Untergang von Herzmuskelgewebe geht mit einer akuten Funktionseinschränkung des Myokards einher, was die Atemnot sowie den erniedrigten Blutdruck (durch verringerte Auswurfleistung) des Patienten erklärt. Die Herzfrequenz ist in der Regel reflektorisch erhöht. Der Körper reagiert darauf mit einer **Sympathikusaktivierung** (kaltschweißig, blass), was aber beim Myokardinfarkt prinzipiell kontraproduktiv ist. Denn anstatt das Herz zu entlasten, steigert der Sympathikus das Herzzeitvolumen, so dass der Herzmuskel mehr arbeiten muss und folglich auch mehr Sauerstoff benötigt. Daher besteht die erste therapeutische Maßnahme in einer Beruhigung bzw. Ruhigstellung des Patienten.
Myokardinfarkte „kündigen" ihr Kommen in aller Regel schon im Vorfeld an. Man weiß heute, dass eine **koronare Herzerkrankung** den meisten Fällen zugrunde liegt. Dabei handelt es sich um eine zunehmende **Stenosierung** (Verengung) der Koronargefäße, die durch Lipideinlagerungen und entzündliche Prozesse in der Gefäßwand verursacht werden. Die Patienten berichten häufig über Episoden mit retrosternalen Schmerzen und Atemnot, die als **Angina pectoris** bezeichnet werden und eine Sauerstoffmangelversorgung des Myokards darstellen.

Der Patient berichtet von einer Schmerzausstrahlung in den linken Arm. Eigentlich verwunderlich, handelt es sich doch primär um eine Erkrankung eines inneren Organs (Herz). Dieses

Phänomen wird als **projizierter oder übertragener Schmerz** bezeichnet. Dabei werden Schmerzen innerer Organe auch in bestimmte Hautareale (**HEAD-Zonen**, nach dem englischen Neurologen Sir Henry Head, 1861-1940) projiziert. Viszerosensible und somatosensible Fasern treten auf den entsprechenden Segmenthöhen miteinander in Verbindung und werden im Bereich des Rückenmarks auf ein gemeinsames afferentes Neuron umgeschaltet (**Konvergenz**).

Im speziellen Fall des Myokardinfarktes kann es durchaus auch andere Schmerzlokalisationen geben. Relativ häufig sind Schmerzaustrahlungen in den **Hals**, den **Unterkiefer**, in das **Schultergelenk** oder den **Oberbauch**. Die verschiedenen Schmerzlokalisationen können einen Hinweis auf den Ort der Infarzierung geben, z.B. Vorderwandinfarkt oder Hinterwandinfarkt. Insbesondere bei **Hinterwandinfarkten** kommt es sehr häufig zu **vagotonen Reaktionen** mit Brechreiz, Bradykardie und niedrigem Blutdruck, die auf eine Reizung des **Nervus vagus (XII)** zurückzuführen sind.

3. Was ist eine Koronarangiographie? Beschreiben Sie den Weg des Katheters von der möglichen Einführungsstelle bis hin zu den Ostien der Koronararterien!

Als diagnostisches Mittel zur Verifizierung einer KHK und als therapeutische Intervention bei akutem Myokardinfarkt wird die **Koronarangiographie** bzw. die perkutane transluminale koronare Angioplastie (PTCA) eingesetzt. Bei der Koronarangiographie wird ein Katheter in der Regel in die **Arteria femoralis** eingeführt und retrograd bis zu den Ostien der Koronaraterien vorgeschoben. Es besteht allerdings auch die Möglichkeit, den Katheter in die **Arteria brachialis** einzuführen. Sind die Ostien der Koronararterien sondiert, wird über den Katheter ein Konstrastmittel injiziert, welches die Koronarterien bei Röntgendurchleuchtung sichtbar macht. Der untersuchende Arzt kann so die einzelnen Gefäßäste darstellen und ggf. Stenosen oder Gefäßverschlüsse nachweisen. Der Vorteil dieser Technik ist, dass man über den Führungskatheter Stenosen der Koronargefäße (bis zu einem gewissen Grad) auch behandeln kann. Dabei wird über den Führungskatheter ein Ballon bis zu der Stenose vorgeschoben und dann entfaltet. Dadurch wird das Gefäß aufgeweitet (**Ballondilatation**) und das nachgeschaltete Gewebe wird wieder besser perfundiert. Um das Gefäß auch dauerhaft offen zu halten, wird häufig ein so genannter **Stent** implantiert. Dabei handelt es sich um ein kleines Drahtröhrchen, das innerhalb des Gefäßlumens entfaltet wird und so die Innenwand stabilisiert. Bei **hochgradigen Stenosen** muss allerdings nach wie vor operiert werden und die Stenose mit einem Bypass umgangen werden.

Um zu den Ostien der Koronararterien zu gelangen, müssen folgende Wege zurückgelegt werden:

A. femoralis → A. iliaca externa → A. iliaca communis → Aorta abdominalis → Aorta thoracica → Arcus aortae → Aorta ascendens → A. coronaria dextra/A. coronaria sinistra

A. brachialis → A. axillaris → A. subclavia → Arcus aortae → Aorta ascendens → A. coronaria dextra/A. coronaria sinistra

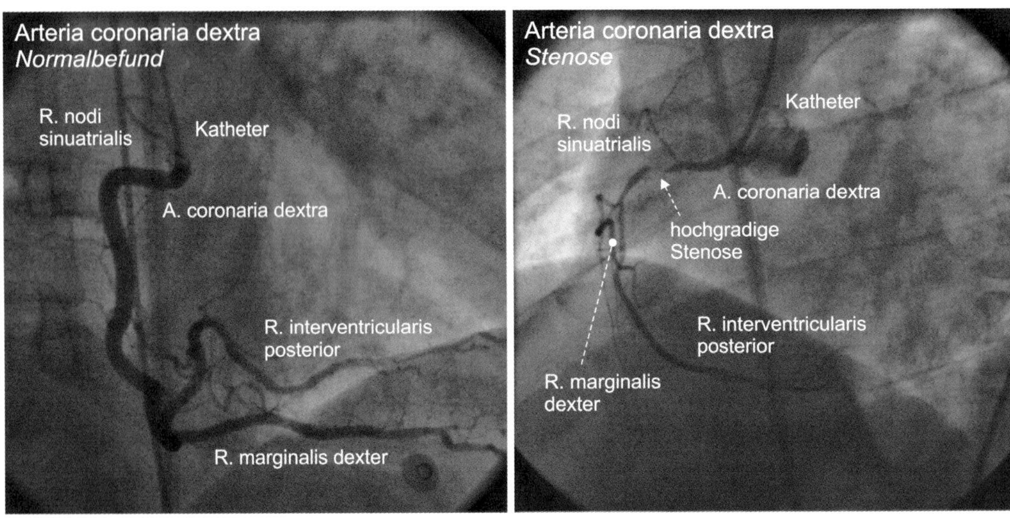

Abbildung 5.2: Koronarangiographie der Arteria coronaria dextra. Rechts ist der Normalbefund abgebildet, während links eine hochgradige Stenose der Arteria coronaria dextra zu erkennen ist.

ANAMNESE

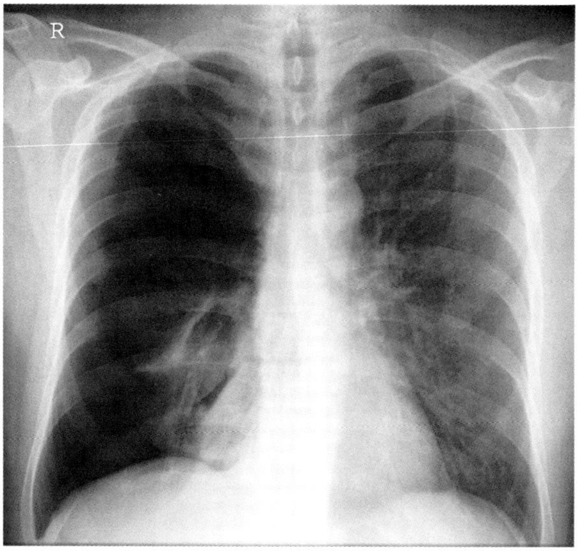

Abbildung 6.2: Röntgen-Thorax im Stehen.

Ein 25-jähriger athletischer, großgewachsener Mann stellt sich bei Ihnen in der Notfallambulanz vor. Der Patient ist kurzatmig, kaltschweißig, die Herzfrequenz beträgt 146/min und der Blutdruck 150/90 mmHg. Da dem Patienten das Sprechen schwer fällt, lassen Sie sich die Vorgeschichte von seiner Freundin erläutern. Sie gibt an, dass er seit seiner Kindheit an Asthma leide und heute nach einem starken Hustenanfall unter plötzlich einsetzender Atemnot und Schmerzen auf der rechten Thoraxseite litt. Da sich die Atemnot im weiteren Verlauf nicht besserte und sich sein Zustand zunehmend verschlechterte, entschieden sie sich ins Krankenhaus zu fahren. Ihnen fällt auf, dass der Patient auf der Liege sitzt und sich mit seinen Armen auf der Unterlage abstützt. Es wird eine Röntgenaufnahme des Thorax im Stehen angefertigt.

FRAGEN

1. **Beschreiben Sie die anatomischen Strukturen, die auf dem Röntgenbild zu erkennen sind! Was fällt Ihnen als pathologischer Befund auf?**

2. **Um welche Erkrankung handelt es sich und welche weiteren Formen und Ursachen dieser Erkrankung kennen Sie? Was wissen Sie über die Pleura und die Pleurahöhlen?**

3. **Wie sieht die Therapie dieser Erkrankung aus und was muss der behandelnde Arzt aus anatomischer Sicht bei der Therapie beachten?**

4. **Was bewirkt der Patient mit dem Aufstützen auf der Bettkante? Rekapitulieren Sie die Atemmuskeln und Atemhilfsmuskeln!**

LÖSUNG

1. Beschreiben Sie die anatomischen Strukturen, die auf dem Röntgenbild zu erkennen sind! Was fällt Ihnen als pathologischer Befund auf?

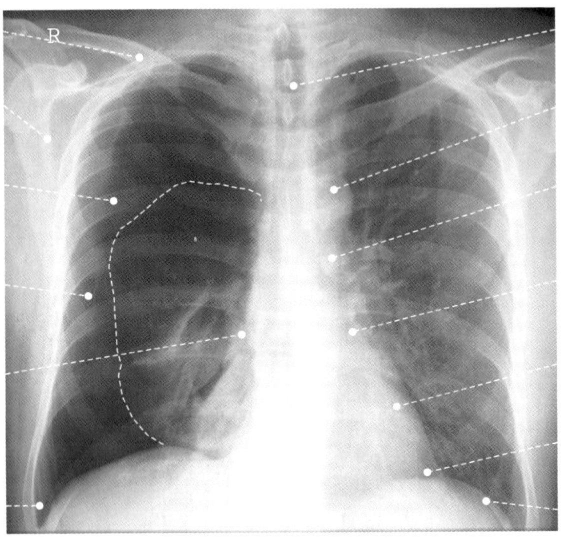

Abbildung 6.2: Röntgen-Thorax mit Markierung der wichtigsten Strukturen. Die gestrichelte Linie markiert das kollabierte Lungenparenchym.

Bei der Aufnahme handelt es sich um eine konventionelle Thorax-Röntgenaufnahme. Bei genauerer Betrachtung erkennt man, dass auf der rechten Seite die Lunge kollabiert ist und sich im Pleuraspalt Luft ansammelt. Die Lungengrenzen sind auf der rechten Seite mit einer Linie markiert.

Zur Beurteilung einer Röntgenaufnahme des Thorax sollte man generell systematisch vorgehen und die anatomischen Strukturen wie auf einer Checkliste abhaken.

- **Diaphragma**: Seitengleich begrenzt? Hochstand? Glatt?
- **Pleura**: Ist der Pleuraspalt verbreitert? Liegt die Lunge der Thoraxwand an?
- **Hilus**: Verbreiterung durch Raumforderungen? Promiente Gefäßzeichung bei Blutrückstau?
- **Mediastinum**: Verbreitert? Trachea eingeengt oder verlagert?
- **Lungenparenchym**
  - **Aufhellung?** Verminderte Perfusion oder Emphysem.
  - **Verschattung?** Vereinzelte Rundschatten aufgrund von Metastasen, Abszessen. Multiple Rundherde bei Miliartuberkulose, rheumatische Knötchen. Einseitige Verschattung bei

Lobärpneumonie, Pleuraerguss oder Zwerchfellhochstand. Beidseitige Verschattung bei Lungenfibrose, Lungenstauung.

MERKE: Bei Röntgenaufnahmen wird der Film nur dort geschwärzt, wo Strahlen auf ihn treffen. Das bedeutet, je mehr Strahlung das Gewebe durchdringt, desto dunkler wird der Film. Die Lungen sind verhältnismäßig gewebsarm, daher trifft sehr viel Strahlung auf den Film, wodurch die Lunge schwarz erscheint. Knochen absorbiert den größten Teil der Röntgenstrahlung und erscheint daher auf dem Film hell. Daraus ergibt sich, dass die Radiologen von einer Aufhellung sprechen, obwohl der Film an dieser Stelle mehr geschwärzt wurde, und eine Verschattung diagnostizieren, obwohl das Signal auf dem Film heller erscheint!

2. Um welche Erkrankung handelt es sich und welche weiteren Formen und Ursachen dieser Erkrankung kennen Sie? Was wissen Sie über die Pleura und die Pleurahöhlen?

Im vorliegenden Fall handelt es sich um einen so genannten **Pneumothorax**, bei dem es zu einer Luftansammlung in der Pleurahöhle kommt. Um den Fall verstehen zu können, muss man sich zunächst die Pleuraverhältnisse vor Augen führen. Die Pleura (Rippenfell) gliedert sich in eine **Pleura parietalis** und eine **Pleura visceralis**. Während die Pleura parietalis die innere Thoraxwand auskleidet, überzieht die Pleura visceralis die Lungen und dringt dabei im Bereich der Lappengrenzen in den Interlobärspalten bis zur Radix pulmonis vor. Nur die Pleura parietalis ist sensibel innerviert. Zwischen beiden Schichten der Pleura befindet sich ein kapillärer Spalt der geringe Mengen einer serösen Flüssigkeit enthält (ca. 5 ml pro Pleurahöhle). Im Pleuraspalt herrscht ein Unterdruck (DONDERS-Druck, nach Franciscus Cornelis Donders, 1818-1889) der durch die Retraktionskräfte der Lunge bedingt ist. Der dünne Flüssigkeitsfilm gewährleistet außerdem die Verschieblichkeit der Lungen gegenüber der Thoraxwand. Die Integrität der Pleura und der Pleurahöhlen ist essentiell für die Atemmechanik und die Volumenänderungen der Lungen während der Inspiration und Exspiration. Kommt es zu Verletzungen der Pleura und zu einem Verlust des DONDERS-Druckes, so fällt die Lunge in sich zusammen, man spricht vom **Lungenkollaps**. Durch die Retraktion des Lungengewebes kommt es zu einer dramatischen Einschränkung der Atemoberfläche, was sich als akute **Dyspnoe** (Atemnot) bemerkbar machen kann.

Entsprechend der Pathogenese werden folgende Formen des Pneumothorax unterschieden:

- **Spontanpneumothorax**

- **idiopathisch:** z.B. Ruptur von subpleuralen Emphysembläschen bei starkem Husten, tiefer Inspiration oder beim Fliegen in großer Höhe
- **symptomatisch:** durch Arrosion der Pleura visceralis bei chronischer Bronchitits, Tuberkulose, Abszessen, zystische Fibrose

- **traumatischer Pneumothorax**
  - **iatrogen:** Überdruckbeatmung, Entnahme einer Lungenbiopsie, durch Legen eines Subklaviakatheters
  - **unfallbedingt:** Verletzung der Pleura parietalis (z.B. Rippenfrakturen)

Eine Sonderform des Pneumothorax ist der so genannte **Spannungspneumothorax**. Hier entsteht aufgrund eines **Ventilmechanismus**, bei welchem inspiratorisch Luft in die Pleurahöhle eindringt, expiratorisch jedoch nicht entweichen kann, eine mitunter lebensbedrohliche Situation. Durch einen zunehmenden Druck in der Pleurahöhle der verletzten Seite können die Mediastinalorgane auf die gesunde Seite verlagert werden. Die Folge sind Arrhythmien, venöse Einflussstauungen und Kreislaufversagen! Hier ist eine sofortige Behandlung lebensrettend.

3. Wie sieht die Therapie dieser Erkrankung aus, und was muss der behandelnde Arzt aus anatomischer Sicht bei der Therapie beachten?

Die Therapie richtet sich nach der Schwere und der Form des Pneumothorax. Während sich ein gering ausgeprägter Pneumothorax meist spontan zurückbildet, weil die Luft nach einigen Tagen resorbiert wird, sollten größere Luftmengen mittels Saugdrainagen entfernt werden. Dabei werden Drainagen durch den Interkostalraum in den Pleuraspalt vorgeschoben und die Luft aus dem Pleuraspalt entfernt. Die gängigsten Thorax-Saugdrainagen sind:

- **BÜLAU-Drainage**: nach Gotthard Bülau (1835-1900), Internist aus Hamburg. Punktionsstelle ist im 4. ICR in der hinteren Axillarlinie.
- **MONALDI-Drainage**: nach dem italienischen Pulmologen Vincenzo Monaldi (1899-1969). Der Zugang befindet sich im 2.ICR in der Medioklavikularlinie.

Bei therapierefraktären Fällen oder rezidivierendem Pneumothorax werden die beiden Pleurablätter mittels einer intrapleuralen Tetracyclin-Applikation sklerosiert. Beim **Spannungspneumothorax** wird als **Sofortmaßnahme** eine großkalibrige Kanüle von ventral in den 2.-3. ICR in der Medioklavikularlinie eingestochen. Dabei kommt es in der Regel zu einem hörbaren Entweichen der Luft aus dem Pleuraspalt.

Beim Anlegen der Drainagen gilt es zu beachten, jeweils am Oberrand der Rippe zu punktieren, da die Interkostalleitungsbahnen (**V., A., N. intercostalis**) an der Unterseite der Rippen verlaufen.

4. Was bewirkt der Patient mit dem Aufstützen auf der Bettkante? Rekapitulieren Sie die Atemmuskeln und Atemhilfsmuskeln!

Bedingt durch die Dyspnoe versucht der Patient seine Atemhilfsmuskulatur zu rekrutieren. Zu den Atemhilfsmuskeln gehören sehr viele Muskeln, die unter Normalbedingungen auf die obere Extremität wirken, wie z.B. der Musculus pectoralis major. Der **Musculus pectoralis major** hat seinen Ursprung an der Clavicula (Pars clavicularis), am Manubrium und Corpus sterni sowie der Cartilago costalis der 1.-6. Rippe (Pars sternocostalis) und am vorderen Blatt der Rektusscheide (Pars abdominalis). Er inseriert an der **Crista tuberculi majoris** des **Humerus**. Bei der Kontraktion des Musculus pectoralis major wird der Arm adduziert und innenrotiert. Durch die Pars clavicularis erfolgt zusätzlich eine Anteversion. In dieser Situation ist der Ursprung das **Punctum fixum** und der Ansatz das **Punctum mobile**. Durch das Aufstützen auf der Bettkante fixiert nun der Patient den Schultergürtel, wodurch plötzlich der Ursprung zum Punctum mobile und der Ansatz zum Punctum fixum wird! Dadurch unterstützt der Musculus pectoralis major nun die Inspritation durch das Heben des Sternums und die damit erreichte Erweiterung des Thorax.

Die wichtigsten Atemmuskeln in Ruhe und Atemhilfsmuskeln bei forcierter Inspiration und Exspiration:

Inspiratorisch: Diaphragma, Musculi scaleni, Musculi intercostales externi, Musculi serrati posteriores superiores, Musculi levatores costarum, Musculi serrati anteriores, Musculi pectorales minores at majores

Exspiratorisch: Musculi intercostales interni, Musculus transversus thoracis, Musculus rectus abdominis, Musculus obliquus externus abdominis, Musculus obliquus internus abdominis, Musculus transversus abdominis

ANAMNESE

Eine 72-jährige Frau wird mit plötzlich aufgetretener Hemiparese links in die Notaufnahme eingeliefert. Der diensthabende Neurologe erkennt zudem eine ausgeprägte zentrale Fazialisparese links. Der Kollege vermutet einen Mediainfarkt und veranlasst sofort eine Magnetresonanztomographie, die folgenden Befund zeigt.

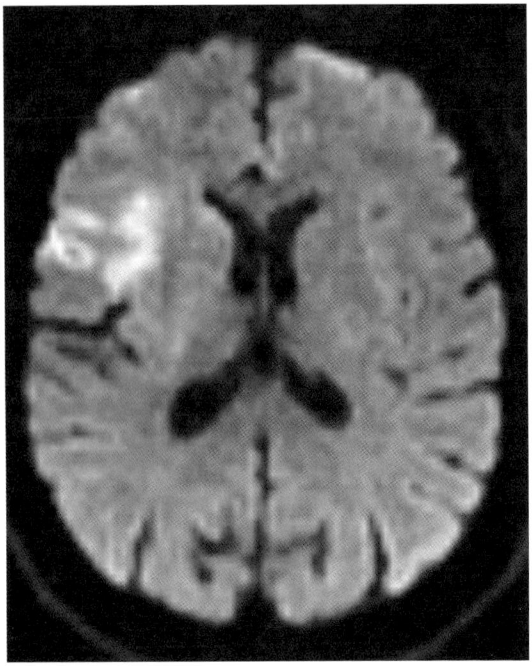

Abbildung 7.1: Diffusionsgewichtete Magnetresonanztomographie.

FRAGEN

1. **Welche anatomischen Strukturen sind in der Abbildung zu erkennen?**

2. **Beschreiben Sie die arterielle Blutversorgung des zentralen Nervensystems!**

3. **Was ist der Unterschied zwischen einer peripheren und zentralen Fazialisparese?**

LÖSUNG

1. Welche anatomischen Strukturen sind in der Abbildung zu erkennen?

Bei der Abbildung handelt es sich um eine diffusionsgewichtete MRT-Aufnahme in transversaler Schnittführung. Man kann sehr gut die beiden Seitenventrikel und den Interhemisphärenspalt erkennen. Auf der rechten Seite fällt ein helles Areal rostral der Insula im Bereich des Lobus frontalis auf. Dieses Gebiet muss als **Ischämiezone** interpretiert werden, so dass sich die Verdachtsdiagnose des Neurologen bestätigt.

2. Beschreiben Sie die arterielle Blutversorgung des zentralen Nervensystems!

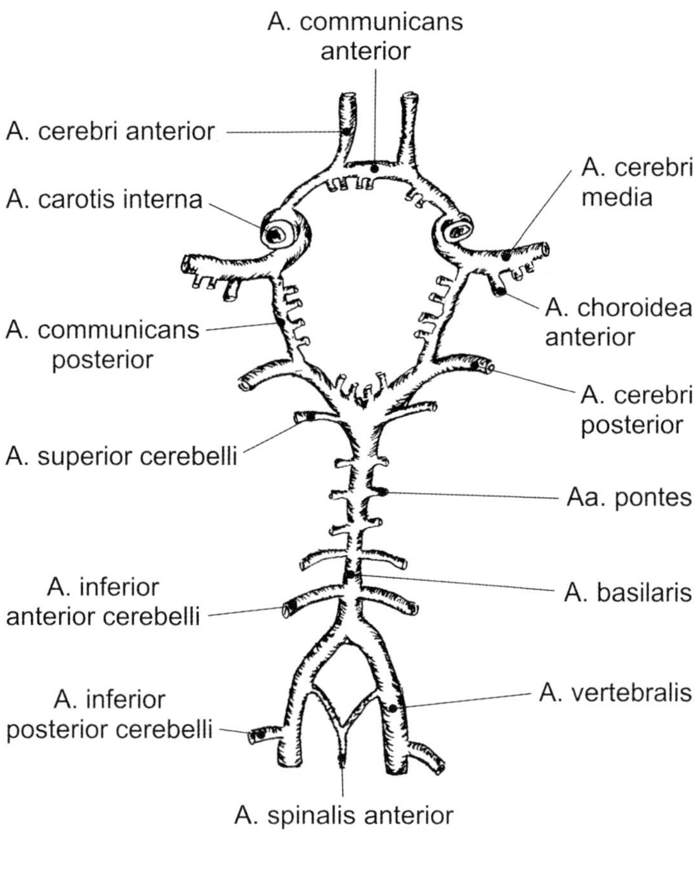

Abbildung 7.2: Circulus arteriosus cerebri (WILLISI).

Aufgrund des enorm hohen Sauerstoffbedarfes genießt das zentrale Nervensystem zurecht den Luxus einer arteriellen Doppelversorgung. Pro Seite bringen eine **Arteria carotis interna** und eine **Arteria vertebralis** sauerstoffreiches Blut Richtung Gehirn. Die hirnversorgenden Arterien bilden im Bereich der Hirnbasis einen arteriellen Kreislauf, den **Circulus arteriosus cerebri** (WILLISI; nach Thomas Willis, engl. Anatom 1621-1675). Dafür vereinigen sich die Vertebralarterien beider Seiten ventral des Hirnstammes zur **Arteria basilaris**, die oberhalb der Brücke (Pons) eine **Arteria cerebri posterior sinistra** und eine **Arteria cerebri posterior dextra** abgibt. Die Arteria carotis interna gibt nach ihrem Eintritt in den Schädel die **Arteria cerebri anterior** ab und geht unmittelbar in die **Arteria cerebri media** über. Die rechte und linke Arteria cerebri anterior werden durch die **Arteria communicans anterior** miteinander verbunden. Die **Arteria communicans posterior** verbindet die Arteria cerebri posterior mit der Arteria cerebri media der gleichen Seite.
Die Arterien zur Versorgung des Kleinhirns (Cerebellum) entspringen bereits aus der Arteria vertebralis bzw. der Arteria basilaris (siehe Abbildung 7.2).

Die drei großen Arterien des Cerebrums haben definierte Versorgungsgebiete, die in Abbildung 7.3 dargestellt sind. Bei einem Verschluss eines dieser Gefäße resultieren typische neurologische Ausfallerscheinungen, die klinisch sehr schnell das betroffene Gefäß eingrenzen. Im vorliegenden Fall stellt sich die Patientin mit einer Hemiparese links vor, d.h. die linke Körperseite ist gelähmt. Zusätzlich fällt dem Neurologen eine zentrale Fazialisparese auf, also eine Lähmung der mimischen Muskultur (innerviert durch den Nervus facialis VII). All diese Symptome weisen auf eine Ischämie im rechten Mediastromgebiet hin, denn zentral in diesem Versorgungsgebiet liegt der **Gyrus praecentralis**, der Primärmotorische Kortex. Von hier aus nimmt die Pyramidenbahn (Tractus corticospinalis) ihren Ursprung, die auf den Motoneuronen im Vorderhorn des Rückenmarks endet und für die Willkürmotorik essentiell ist.

3. Was ist der Unterschied zwischen einer peripheren und zentralen Fazialisparese?

Bei Paresen des Nervus facialis (VII) unterscheidet man zwischen **peripheren und zentralen Formen**. Während bei peripheren Paresen der Nerv in seinem Verlauf geschädigt ist und in der Regel alle seine verschiedenen Faserqualitäten ausfallen, bleibt die zentrale Fazialisparese meist auf die motorischen Qualitäten beschränkt. Klinisch ist eine zentrale von einer peripheren Parese leicht zu unterscheiden. Bei peripheren Paresen ist die mimische Muskulatur einer Gesichtshälfte ausgefallen. Bei zentralen Paresen ist der Patient noch in der Lage, den **M. frontalis** auf der betroffenen Seite zu kontraktieren und so die Stirn in Falten zu legen. Wie lässt sich das erklären? In den motorischen Kerngebieten des Nervus facialis im Hirnstamm befinden sich die 2. Motoneurone, die ihre Efferenzen über den **Tractus corticonuclearis** vom

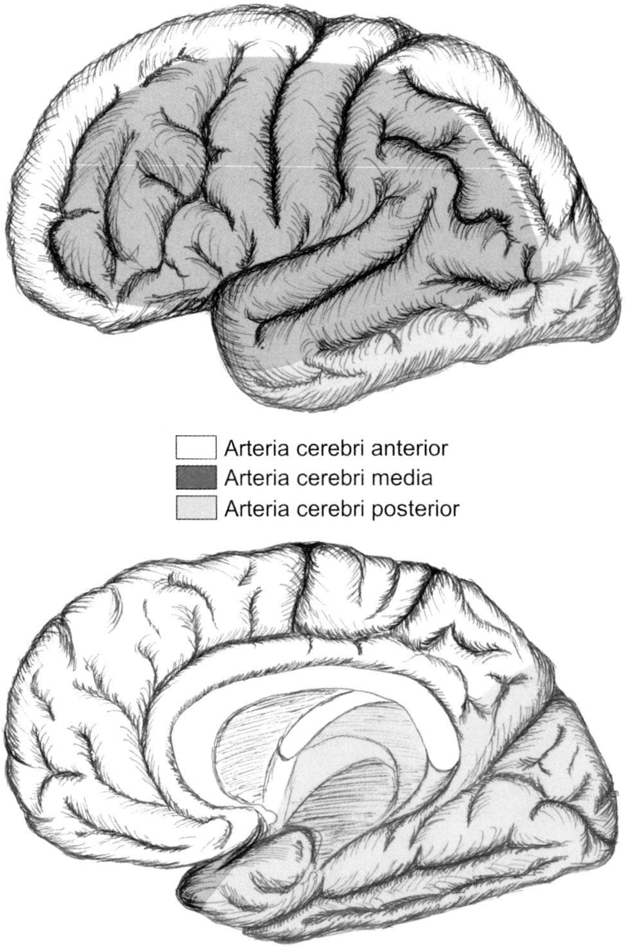

Abbildung 7.3: Versorgungsgebiete der verschiedenen Arterien des Großhirns.

Gyrus praecentralis der Gegenseite bekommen. Die motorischen Neuronen für die Versorgung des M. frontalis bekommen allerdings auch Efferenzen von der ipsilateralen Seite, so dass hier eine beidseitige Innervation vorliegt. Werden die Neuronen im Gyrus praecentralis durch eine Ischämie (z.B. Mediainfarkt) geschädigt, so kann die Innervation des M. frontalis durch den Gyrus praecentralis der gesunden Seite kompensiert werden. Auf den vorliegenden Fall bezogen bedeutet dies, dass die Ischämie im Mediastromgebiet rechts eine zentrale Fazialisparese links hervorruft. Die Patientin ist aber noch in der Lage, die Stirn auf der linken Seite zu runzeln, da die Innervation des M. frontalis hier über den Gyrus parecentralis der linken Seite aufrechterhalten wird.

ANAMNESE

Bei Ihnen stellt sich ein 65-jähriger Mann vor, der seit einigen Tagen unter Doppelbildern leidet. Der Patient hat zusätzlichen einen arteriellen Hypertonus und einen insulinpflichtigen Diabetes mellitus Typ II. Als er das Behandlungszimmer betritt, fällt Ihnen auf, dass er den Kopf zur linken Seite geneigt hat. Er berichtet, dass er besonders beim Treppensteigen mit dem rechten Fuß immer an der Treppe anstößt. Sie bemerken, dass sein rechtes Auge nach innen oben steht. Als Sie den Kopf des Patienten zur rechten Seite neigen, verstärken sich die Doppelbilder.

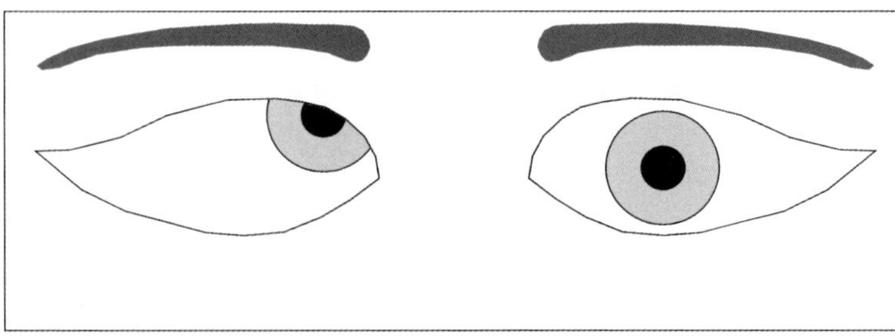

Abbildung 8.1: Augenstellung des betroffenen Patienten.

FRAGEN

1. **Beschreiben Sie die Okulomotorik! Welche Augenmuskeln lassen sich unterscheiden? Welche Hirnnerven sind dabei involviert?**

2. **Welche Diagnose stellen Sie bei dem Patienten? Welche weiteren diagnostischen Mittel können Sie anwenden?**

3. **Beschreiben Sie die Symptome bei Ausfällen anderer für die Okulomotorik wichtiger Nerven!**

LÖSUNG

1. Beschreiben Sie die Okulomotorik! Welche Augenmuskeln lassen sich unterscheiden? Welche Hirnnerven sind dabei involviert?

Als Okulomotorik wird die fein koordinierte Bewegung des Augapfels, **Bulbus oculi**, bezeichnet. Am Bulbus oculi werden **innere** von **äußeren Augenmuskeln** unterschieden. Bei den inneren Augenmuskeln handelt es sich um glatte Muskulatur (vegetative Innervation), während die äußeren Augenmuskeln quergestreifte Skelettmuskulatur darstellen. Zu den **inneren Augenmuskeln** zählen der **M. ciliaris**, der **M. dilatator pupillae** und der **M. sphincter pupillae**. Die Kontraktion des M. ciliaris führt zu einer Erschlaffung der Zonulafasern, was eine verstärkte Linsenkrümmung zur Folge hat und so ein scharfes Sehen in der Nähe ermöglicht (Akkomodation). Der M. sphincter pupillae führt, wie der Name schon vermuten lässt, zu einer Verengung der Pupillenöffnung, wohingegen der M. dilatator pupillae die Pupille erweitert.
Die äußeren Augenmuskeln lassen sich in gerade und schräge Muskeln unterteilen. Man unterscheidet je Seite vier Mm. recti und zwei Mm. obliqui. Zu den geraden Augenmuskeln gehören der **M. rectus superior**, **M. rectus lateralis**, **M. rectus inferior** sowie der **M. rectus medialis**. Zu den schrägen Augenmuskeln gehören der **M. obliquus superior** und der **M. obliquus inferior**. Welche feinen Bewegungen durch diese Muskeln ermöglicht werden, lässt sich anhand folgender Tatsachen erahnen: Allein drei der zwölf Hirnnerven sind für die Innervation der Augenmuskeln verantwortlich. Zusätzlich sind die motorischen Einheiten an den äußeren Augenmuskeln sehr klein (zwei bis sechs), so dass fein abgestimmte Bewegungen möglich sind. Als Vergleich sei hier die motorische Einheit des M. quadriceps femoris genannt, wo eine Nervenfaser ca. 5000 Muskelfasern innerviert.

MERKE: Die motorische Einheit ist definiert als Anzahl von Muskelfasern die durch eine Nervenfaser innerviert wird. Die motorische Einheit wird als Zahlenwert angegeben.

Die geraden Augenmuskeln entspringen alle am **Anulus tendineus**, einem sehnigen Ring, der den **Canalis opticus** sowie die **Fissura orbitalis superior** überdeckt. Die Ansätze der geraden Augenmuskeln befinden sich am **Bulbus oculi** ventral des **Aequator bulbi**. Die schrägen Augenmuskeln haben unterschiedliche Ursprünge. Der M. obliquus inferior hat seinen Ursprung am vorderen Rand der Orbitamedialseite und inseriert auf der dorsolateralen Unterseite des Bulbus oculi. Der M. obliquus superior entspringt am Corpus ossis spheniodalis sowie der Durascheide des N. opticus und zieht zur oberen medialen Orbitawand, wo er in der Fovea trochlearis einen knorpeligen Ring (Trochlea) als Umlenkpunkt (Hypomochlion) verwendet, um nach Unterkreuzung des M. rectus superior an der dorsolateralen Oberseite des Bulbus oculi zu inserieren. Neben den inneren und äußeren Augenmuskeln seien hier der Vollständigkeit halber und zum besseren Verständnis der Ausfallerscheinungen noch der M. levator palpebrae superioris (Lidheber) sowie der M. tarsalis superior bzw. der M. tarsalis inferior (Erweiterung der Lidspalte) erwähnt.

An der Innervation der Augenmuskeln sind der **Nervus oculomotorius** (III), der **Nervus trochlearis** (IV), der **Nervus abducens** (VI) sowie der **N. petrosus profundus** (Sympathikus) beteiligt.

- **N. oculomotorius** (III)
    - alle äußeren Augenmuskeln mit Ausnahme des M. rectus lateralis und des M. obliquus superior
    - M. levator palpebrae superioris
    - parasympathisch: M. ciliaris, M. sphincter pupillae

- **N. trochlearis** (IV)
    - M. obliquus superior

- **N. abducens** (VI)
    - M. rectus lateralis

- **N. petrosus profundus** (Sympathikus)
    - M. dilatator pupillae
    - M. tarsalis superior et inferior

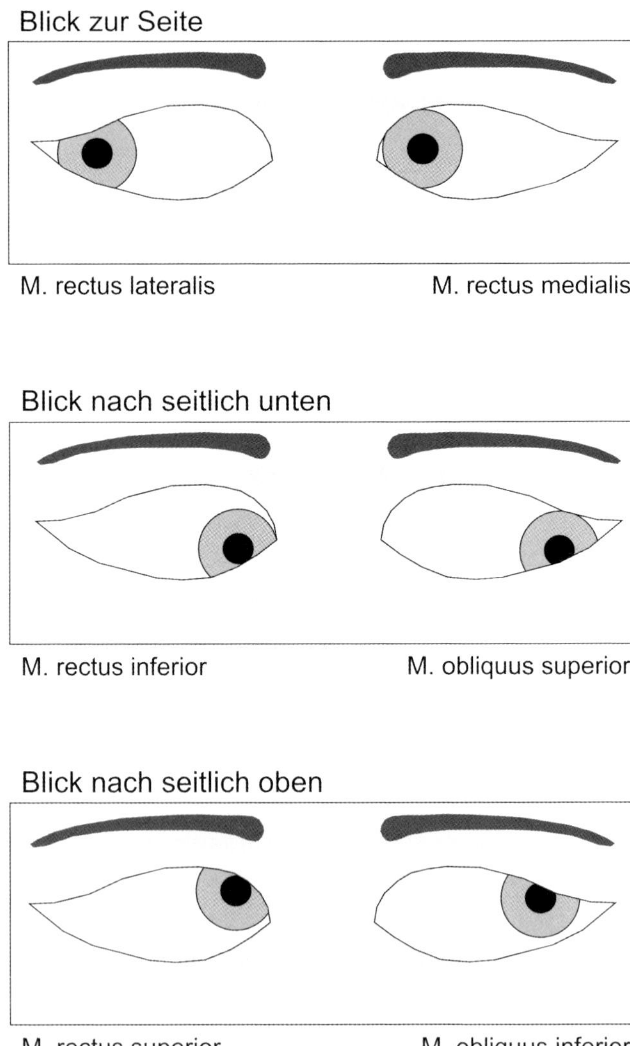

Abbildung 8.2: Augenmuskelbeteilugungen bei verschiedenen Blickrichtungen.

MERKE: Bei jeder Augenbewegung sind stets mehrere Augenmuskeln beteiligt. Gleichzeitig werden die antagonistischen Augenmuskeln gehemmt. Die Bewegungskoordination ist so komplex, dass die Steuerung der Augenmuskeln ein eigenes kortikalen Gebiet, **das frontale Augenfeld** innerhalb des Lobus frontalis, besitzt. Die Neuronen für die Willkürinnervation der Augenmuskeln sind daher nicht im Gyrus praecentralis repräsentiert.

2. Welche Diagnose stellen Sie bei dem Patienten? Welche weiteren diagnostischen Mittel können Sie anwenden?

Die Symptome des Patienten sprechen für das Vorliegen einer **Trochlearisparese**. Der Blickbefund ist typisch für eine Trochlearisparese. Das rechte Auge des Patienten schielt nach innen oben. Wie in Abbildung 8.2 zu sehen ist, bewirkt eine Kontraktion des rechten M. obliquus superior eine Bulbusbewegung nach unten außen. Fällt nun der N. trochlearis aus, so überwiegt der Muskeltonus der übrigen Augenmuskeln was eine Fehlstellung nach innen oben zur Folge hat. Der M. obliquus superior hat zusätzlich eine innenrotatorische Komponente, so dass bei einer Trochlearisparese der Bulbus zusätzlich nach außen rotiert ist.

3. Beschreiben Sie die Symptome bei Ausfällen anderer für die Okulomotorik wichtiger Nerven!

Neben dem N. trochlearis können natürlich auch der N. oculomotorius sowie der N. abducens durch ischämische oder traumatische Läsionen in Mitleidenschaft gezogen werden und entsprechende Symptome hervorrufen. Diese Symptome sind sehr charakteristisch und in den meisten Fällen diagnostisch wegweisend. Bei einer **Läsion des N. abducens** ist der M. rectus lateralis betroffen. Die Patienten sind nicht mehr in der Lage, das betroffene Auge zu abduzieren. Durch das Überwiegen des Tonus des M. rectus medialis schielen die Patienten nach innen. Um Doppelbilder zu vermeiden, drehen die Patienten den Kopf häufig zur gesunden Seite. Eine Bewegung des Kopfes zur erkrankten Seite hat eine Verschlimmerung der Doppelbilder zur Folge.

Die Symptome bei einem Ausfall des N. oculomotorius sind weitaus komplexer, aber mit ein wenig Wissen um die vom N. oculomotorius innervierten Strukturen leicht zu verstehen. Bei einem kompletten Ausfall werden nur noch der M. obliquus superior (N. trochlearis) sowie der M. rectus lateralis (N. abducens) innerviert. Das Auge ist bei einer **Oculomotoriusparese** folglich stark abduziert, einwärtsgerollt und nach unten außen gerichtet. Diese Konstellation verur-

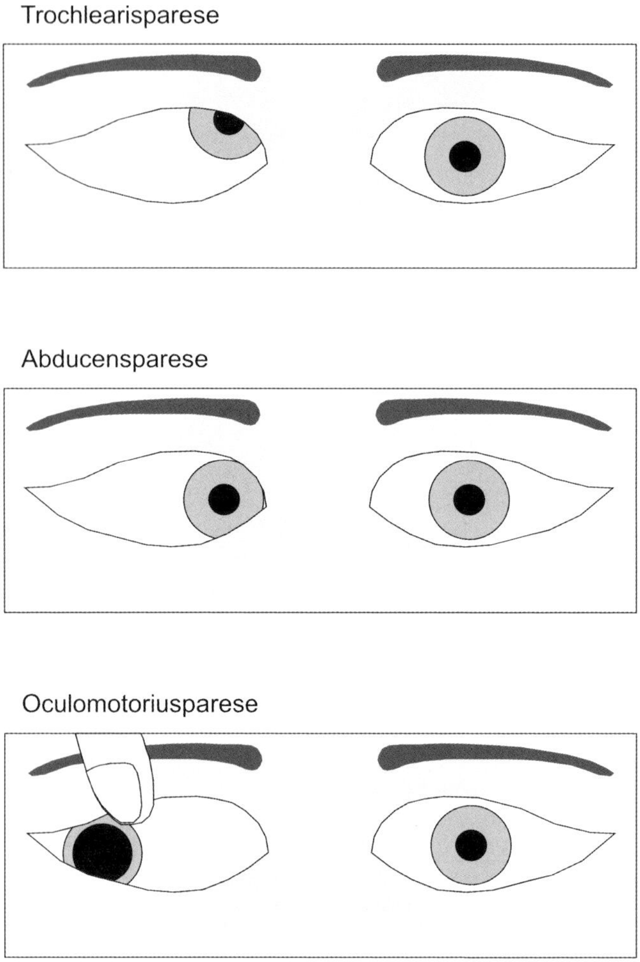

Abbildung 10.3: Übersicht der Ausfallerscheinungen bei Läsionen der an der Okulomotorik beteiligten Hirnnerven.

sacht natürlich starke Doppelbilder, die aber in vielen Fällen gar nicht vom Patienten wahrgenommen werden. Da der N. oculomotorius auch den M. levator palpebrae superioris innerviert, findet man bei vielen Patienten ein herabhängendes Lid (Ptosis), was je nach Ausprägung auch zu einem kompletten Lidschluss führen kann. Daher gilt es, bei den betroffenen Patienten das Lid auf der betroffenen Seite anzuheben. Damit aber noch nicht genug, denn der N. oculomotorius führt zusätzlich parasympathische Fasern (EDINGER-WESTPHAL-Kern) zur Innervation des M. ciliaris und des M. sphincter pupillae. Da nun der Tonus des M. dilatator pupillae überwiegt, ist die Pupille stark geweitet (Mydriasis).

ANAMNESE

In der chirurgischen Notfallambulanz wird Ihnen ein 16-jähriger Patient mit Schmerzen im rechten Unterbauch vorgestellt. Der junge Mann gibt an, dass alles vor ca. 24 Stunden mit unklaren kolikartigen Schmerzen im Oberbauch anfing, die sich nach einer gewissen Zeit in den rechten Unterbauch verlagert hätten und seitdem immer schlimmer geworden wären. Weiterhin klagt er über Übelkeit und Erbrechen. Als Sie den Patienten bitten, sich auf die Untersuchungsliege zu legen, fällt Ihnen auf, dass er dabei Schwierigkeiten hat, sein rechtes Bein anzuheben. Bei der klinischen Untersuchung zeigt sich eine deutliche Druckschmerzhaftigkeit im rechten Unterbauch sowie eine ausgeprägte Abwehrspannung. Der Patient hat eine Körpertemperatur von 39,6 °C und laborchemisch zeigen sich deutlich erhöhte Entzündungsparameter.

FRAGEN

1. **Was ist ihre Verdachtsdiagnose stellen Sie? Welche weiteren diagnostischen Mittel können Sie anwenden?**

2. **Wie würden Sie therapeutisch vorgehen?**

3. **Beschreiben Sie den anatomischen Aufbau und die topographische Lage des betroffenen Organs!**

4. **Was ist ein Wechselschnitt? Nennen Sie alle Strukturen, die dabei durchtrennt werden müssen!**

LÖSUNG

1. Welche Diagnose stellen Sie? Welche weiteren diagnostischen Mittel können Sie anwenden?

Allein anhand der Anamnese und des klinischen Untersuchungsbefundes müssen Sie in diesem Fall sofort an eine **Appendicitis acuta** denken. Dabei handelt es sich um eine Entzündung der **Appendix vermiformis** und nicht wie oft fälschlicherweise bezeichnet, um eine Entzündung des Blinddarms (Caecum). Der Verlauf ist klassisch: Meist beginnt alles mit **unklaren Bauchschmerzen**, die sich dann in den **rechten Unterbauch** verlagern und meist an Intensität zunehmen. Oft kommen **Übelkeit** und **Erbrechen** dazu und der Gesamtzustand der Patienten verschlechtert sich weiter. Wie entsteht eigentlich eine Appendicitis acuta? Es kommt in den meisten Fällen zu einem **Verschluss des Lumens der Appendix vermiformis** durch Koprolithen (Kotsteine), Schleim, Tumoren und andere Fremdkörper. Aus eigener schmerzhafter Erfahrung kann ich bestätigen, dass auch Kerne einer Wassermelone das Lumen der Appendix vermiformis verlegen können. Durch den Verschluss des Lumens steigt der intraluminale Druck, die Blutversorgung kommt zum Erliegen und durch die **Hypoxie** entstehen **Ulcerationen der Mucosa**. Ist die **Epithelbarriere** erst einmal gefallen, können Bakterien ungehindert in die Darmwand einwandern und verursachen eine **Gangrän der Appendix vermiformis**. All dies gipfelt (wenn Sie als Arzt nicht zuvor einschreiten) in der **Perforation** des Organs und es kommt in der Folge zu einer **Peritonitis**, einem lebensgefährlichen Krankheitsbild. Zur Diagnose stehen Ihnen verschiedene Möglichkeiten zur Verfügung. Besondere Bedeutung erlangt hier allerdings die klinische Untersuchung. Als klinische Zeichen zur Diagnose einer akuten Appendizitis gelten:

- **Druckschmerz im rechten Unterbauch**
  - **McBurney-Punkt** (nach Charles McBurney, amerikanischer Chirurg, 1845-1913): rechter Drittelpunkt der Verbindungslinie zwischen Spina iliaca anterior superior dextra und dem Nabel (Umbilicus); entspricht dem Ostium appendicis vermiformis
  - **Lanz-Punkt** (nach Otto Lanz, schweiz. Chirurg, 1865-1935): rechter Drittelpunkt der Verbindungslinie beider Spinae iliacae anteriores superiores; entspricht der Spitze der Appendix vermiformis

- **Blumenberg-Zeichen** (nach Jacob Moritz Blumenberg, dt. Chirurg, 1873-1955)
  - kontralateraler Loslassschmerz: bei Druck auf den linken Unterbauch und plötzlichem Loslassen kommt es zu Schmerzen im rechten Unterbauch

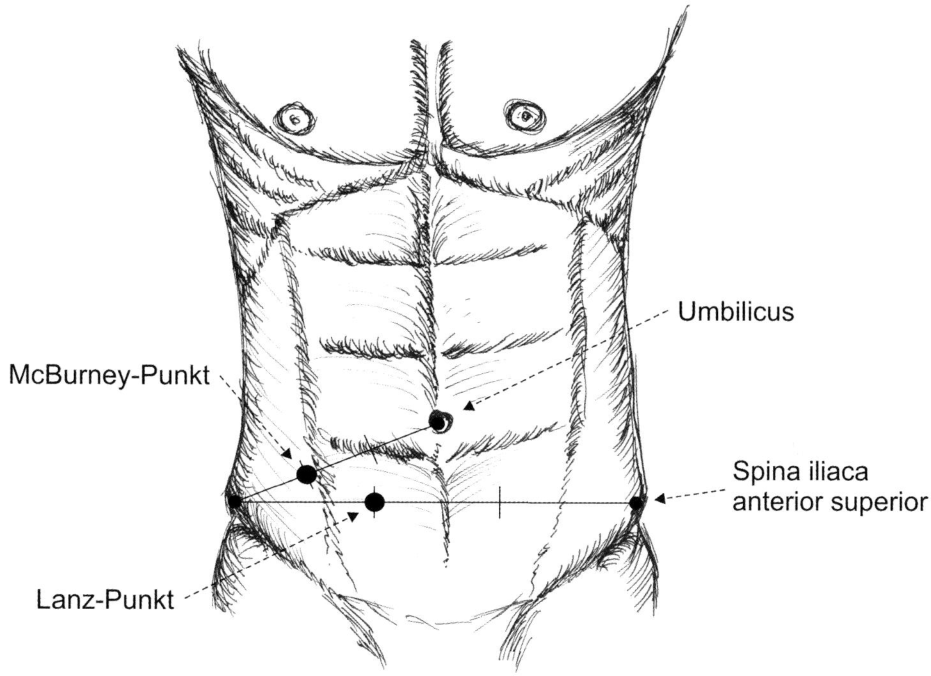

Abbildung 9.1: Projektion des McBurney- und Lanz-Punktes auf die vordere Bauchwand.

- **Rovsing-Zeichen** (nach Niels Thorkild Rovsing, dän. Chirurg, 1862-1927)
  - Schmerzen im rechten Unterbauch bei retrogradem Ausstreichen des Kolons in Richtung Appendix vermiformis

- **Psoas-Zeichen**
  - Schmerzen im rechten Unterbauch beim Beugen des rechten Beines im Hüftgelenk (besonders bei retrozäkaler Lage der Appendix vermiformis)
- **Douglas-Schmerz**
  - Schmerzen bei digital-rektaler Untersuchung

MERKE: Bei Frauen mit unklaren Schmerzen im rechten Unterbauch muss aufgrund der engen topographischen Beziehungen der Appendix vermiformis zu Ovar bzw. Tuba uterina immer eine gynäkologische Abklärung erfolgen! Achtung auch bei Schwangeren: Hier ist die Appendix vermiformis meist untypisch weit in den rechten Oberbauch verlagert!

Neben der klinischen Untersuchung lässt sich eine akute Appendizitis auch **sonographisch** nachweisen. Bei beginnender Peritonitis kann man zudem **freie Flüssigkeit im Douglas-Raum** nachweisen. Ferner stehen laborchemische Untersuchungen zur Verfügung, um eine Entzündung nachzuweisen (**CRP, Leukozytose**, etc.). Grundsätzlich gilt: viele klinische Zeichen und Befunde sind weder spezifisch für das Vorliegen einer Appendizitis, noch schließt das Nicht-Vorhandensein eines klinischen Zeichens eine Appendizitis aus. Daher sind **alle positiven Zeichen und Befunde nur im Kontext mit allen anderen klinischen Befunden aussagekräftig**.

2. Wie würden Sie therapeutisch vorgehen?

Sprechen alle Zeichen für das Vorliegen einer Appendicitis acuta, ist die chirurgische Entfernung des Wurmfortsatzes, die **Appendektomie**, die Therapie der Wahl. Dabei sollte möglichst innerhalb von 48 Stunden nach Einsetzen der Symptome operiert werden, um einer Gangrän und einer möglichen Perforation der Appendix mit anschließender Peritonitis vorzubeugen. Die Appendektomie kann sowohl **laparotomisch**, d.h. offen chirurgisch, als auch **laparoskopisch**, unter Kamerakontrolle bei geschlossener Bauchdecke, durchgeführt werden. Viele jüngere Frauen ziehen aus kosmetischen Gründen die laparoskopische Variante vor. Eine konservative Therapie mit Antibiotika-Gabe, Nahrungskarenz und Bettruhe wird nur in sehr seltenen Fällen durchgeführt.

3. Beschreiben Sie den anatomischen Aufbau und die topographische Lage des betroffenen Organs!

Die **Appendix vermiformis** entspringt direkt aus dem blindendenden Teil des **Caecum** nahe der **Ileozäkalklappe** bzw. BAUHINschen Klappe (nach Caspar Bauhin, Anatom Basel, 1560-1624) und ist somit ein Teil des Dickdarms. Die Länge ist ca. 10 cm, kann aber in einigen Fällen bis zu 25 cm betragen. Ein komplettes, angeborenes Fehlen kann in seltenen Fällen vorliegen. Die Appendix liegt **intraperitoneal** und besitzt eigenes Meso, **Mesoappendix**, in der Gefäße und Nerven verlaufen. Die Versorgung mit arteriellem Blut erfolgt über die **A. appendicularis**, einem **Ast der A. ileocolica** (aus der **A. mesenterica superior**). Der venöse Abfluss erfolgt über die **V. appendicularis** in die **V. ileocolica** in die **V. mesenterica superior**, die schließlich in die **V. portae hepatis** mündet.
Histologisch gleicht der Aufbau der Appendix vermiformis dem des übrigen Dickdarms (siehe Wandaufbau des Verdauungskanals), allerdings sind die Krypten der Appendixschleimhaut

deutlich kürzer und unregelmäßig verteilt. Auffällig ist das Vorhandensein **zahlreicher Lymphfollikel**, die ringförmig um das Lumen angeordnet sind und große Teile der Tela submucosa ausfüllen. Die Appendix vermiformis wird daher zu den **lymphatischen Organen** gezählt, wobei die genaue immunologische Funktion des Wurmfortsatzes noch nicht vollständig geklärt ist.
Topographisch hat die **Appendix vermiformis** enge Lagebeziehungen zum **M. psoas major**

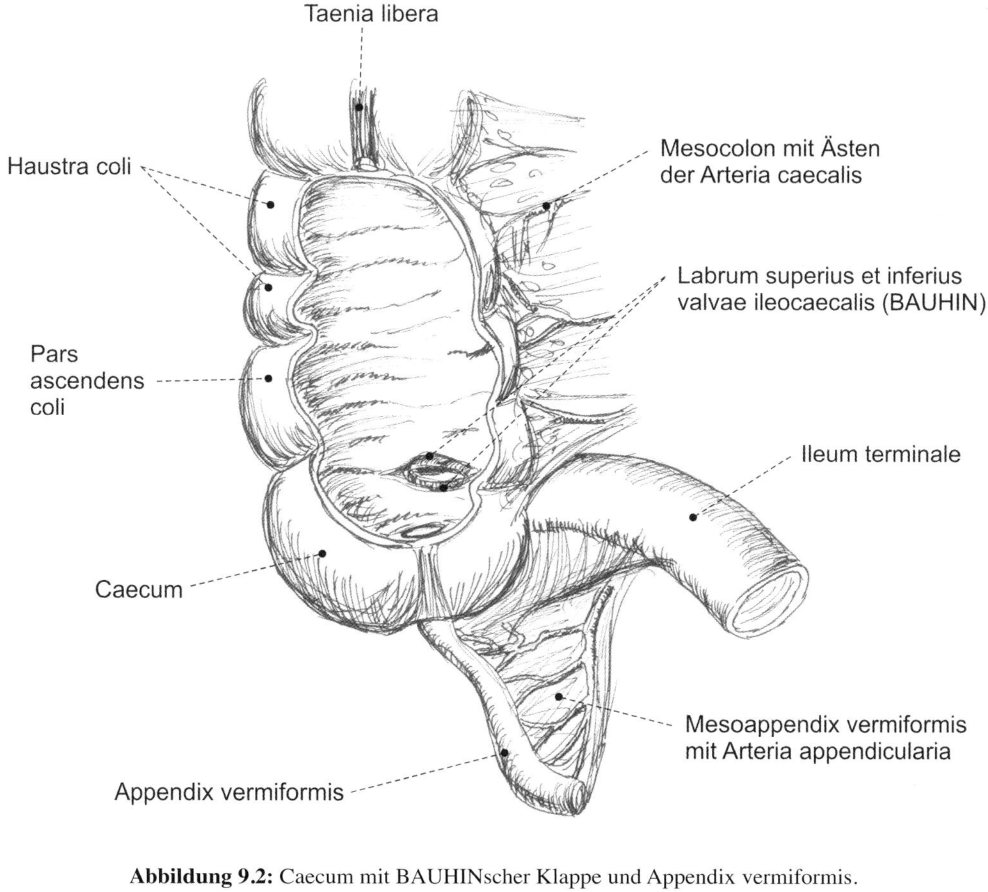

Abbildung 9.2: Caecum mit BAUHINscher Klappe und Appendix vermiformis.

(siehe Psoas-Zeichen), mit dessen Faszie sie verwachsen sein kann. Insbesondere bei Frauen liegt die Appendix in unmittelbarer Nähe zum **rechten Ovar** und der **rechten Tuba uterina**. Deshalb ist, wie oben schon erwähnt, bei Frauen auch immer eine gynäkologische Abklärung bei Schmerzen im rechten Unterbauch notwendig. Die Lage der Appendix vermiformis ist nicht bei allen Menschen gleich. Eine Übersicht über die häufigsten Lageformen gibt die Abbildung 9.3.

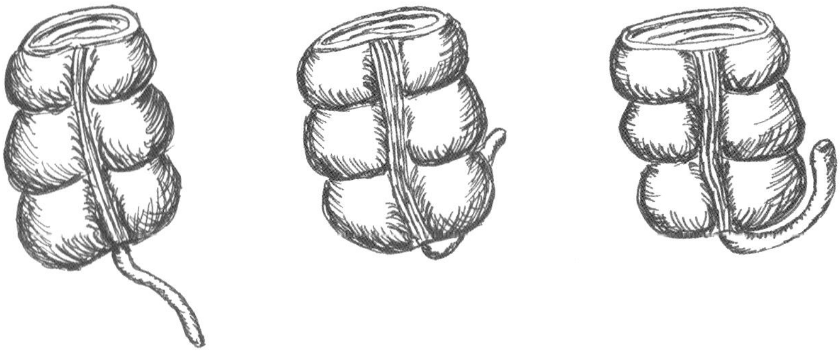

Abbildung 9.3: Die häufigsten Lageformen der Appendix vermiformis.

4. Was ist ein Wechselschnitt? Nennen Sie alle Strukturen, die dabei durchtrennt werden müssen!

Der Wechselschnitt, genauer gesagt der **laterale Wechselschnitt**, ist bei der **Appendektomie** die bevorzugte Methode, sich operativ Zugang zur Bauchhöhle zu verschaffen. Der Name ist entstanden, da man bei dieser Technik mehrfach die Richtung der Schnittführung wechselt. Warum das Ganze? Machen Sie sich zunächst bitte klar, dass man beim Eröffnen des rechten Unterbauchs folgende Strukturen (von außen nach innen) durchtrennen muss:

- **Cutis** mit **Subcutis**: ca. 2 cm unterhalb der Spina iliaca anterior superior 6-8 cm in Richtung Symphysis pubica
- **M. obliquus externus abdominis**
- **M. obliquus internus abdominis**
- **Faszie des M. transversus abdominis**
- **Peritoneum parietale**

Man durchtrennt die Strukturen dabei immer **parallel zum Faserverlauf**, das ist weniger traumatisch für die Strukturen und unterstützt die postoperative Wundheilung. Sie können sich sicher vorstellen, was passieren würde, wenn man die Bauchmuskulatur quer zum Faserverlauf durchtrennen würde: Bei jeder Anspannung (Rumpfbewegungen, Niesen, Lachen) entfernen sich die Wundränder von einander und die Folgen sind Wundheilungsstörungen und Narbenhernien.

ANAMNESE

Eine 34-jährige Frau stellt sich in der 36. Schwangerschaftswoche zur Ultraschalluntersuchung bei ihrem Gynäkologen vor. Die Patientin berichtet von einer bislang komplikationslos verlaufenden Schwangerschaft. Die Kontrolluntersuchung ergibt eine normgerechte kindliche Entwicklung. Die kindlichen Herztöne zeigen keine Auffälligkeiten. Der Fundus uteri ist unterhalb des Rippenbogens tastbar. Das Kind befindet sich in Schädelendlage.

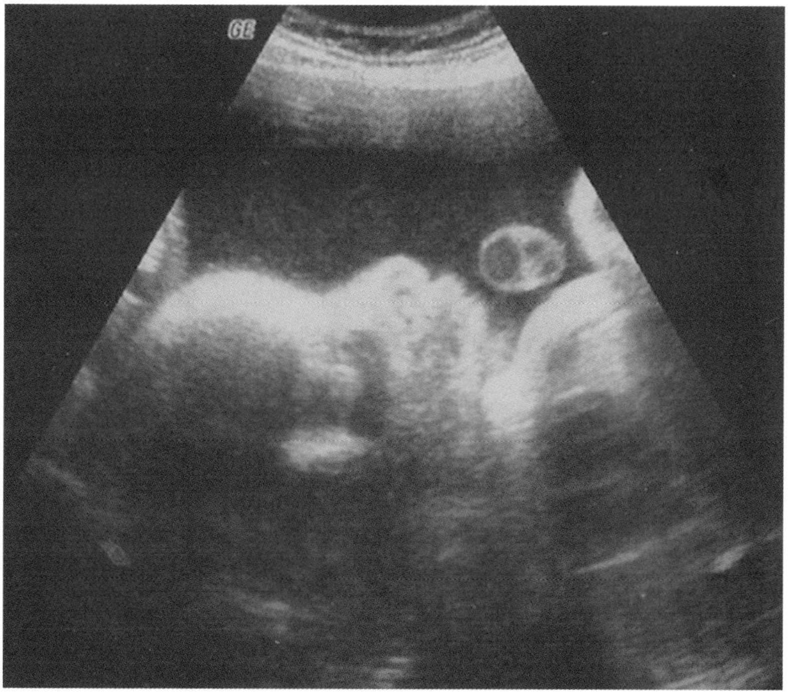

Abbildung 10.1: Ultraschalluntersuchungsbefund in der 36. Schwangerschaftswoche.

FRAGEN

1. **Was ist auf dem Ultraschallbild zu erkennen?**

2. **Beschreiben Sie den Aufbau und die Funktion des fetalen Blutkreislaufes!**

3. **Beschreiben Sie den Geburtsverlauf und gehen Sie dabei auf die anatomischen Hindernisse ein!**

LÖSUNG

1. Was ist auf dem Ultraschallbild zu erkennen?

Das Ultraschallbild gibt einen typischen Normalbefund in diesem Stadium der Schwangerschaft wieder. Man erkennt oben im Bild die Bauchdecke mit der darunterliegenden Uteruswand. Dem schließt sich die mit Fruchtwasser gefüllte Fruchtblase an, in der man sehr schön den kindlichen Kopf mit der Gesichtssilouette erkennen kann. Auffällig erscheint die in der Nähe des Mundes liegende ovale Struktur. Innerhalb dieser Struktur lassen sich ein größeres sowie zwei kleinere Lumen voneinander abgrenzen. Bei dieser Struktur handelt es sich um die quer angeschnittene **Corda umbilicalis** (Nabelschnur) mit ihren drei Gefäßen, der großlumigen **Vena umbilicalis** und den beiden **Arteriae umbilicales**.

2. Beschreiben Sie den Aufbau und die Funktion des fetalen Blutkreislaufes!

Der fetale Blutkreislauf unterscheidet sich in einigen Punkten wesentlich vom Blutkreislauf des Erwachsenen. Um den Aufbau des fetalen Blutkreislaufes besser verstehen zu können, muss man sich zunächst klar machen, für welche Anforderungen dieser Kreislauf angelegt ist. Die Versorgung des Fetus mit Sauerstoff und Nährstoffen erfolgt in utero komplett durch die Mutter. Essentielles Organ für die Versorgung des Fetus ist die Plazenta. In der Plazenta findet der Gasaustausch statt und das kindliche Blut wird zusätzlich mit Nährstoffen angereichert. Die Lungen des Fetus sind nicht entfaltet und belüftet, so dass der kleinere Lungenkreislauf umgangen wird.

MERKE: Innerhalb der Plazenta sind der mütterliche und kindliche Kreislauf immer voneinander getrennt. Es findet **niemals** eine Vermischung beider Blutkreisläufe statt!

Das sauerstoffreiche und nährstoffreiche Blut gelangt von der Plazenta über die **Vena umbilicalis** in die Nabelschnur und so in den kindlichen Körper. Von dort fließt das Blut über die Vena umbilicalis in Richtung Leber. Hier befindet sich ein Kurzschluss zwischen zwei venösen Gefäßen, der Vena umbilicalis und der Vena cava inferior, der aus diesem Grund als **Ductus venosus (ARANTII)** bezeichnet wird. Über die Vena cava inferior gelangt das Blut in den rechten Vorhof des Herzens. Hier mündet auch die Vena cava superior, die sauerstoffarmes und nährstoffarmes Blut vom Kopf und den oberen Extremitäten sammelt. Man muss sich an dieser Stelle vor Augen führen, dass das zentrale Nervensystem in seiner Entwicklung in utero einen enormen Sauerstoff- und Nährstoffbedarf hat. Diesem Bedarf wird mit einem genialen Trick Rechnung getragen. Im rechten Vorhof befindet sich eine Endokardduplikatur, die **Valvula**

eustachii, welche den Blutstrom aus der Vena cava inferior (sauerstoffreiches Blut) unmittelbar auf das **Foramen ovale** lenkt. Durch diese Öffnung im Vorhofseptum gelangt das sau-

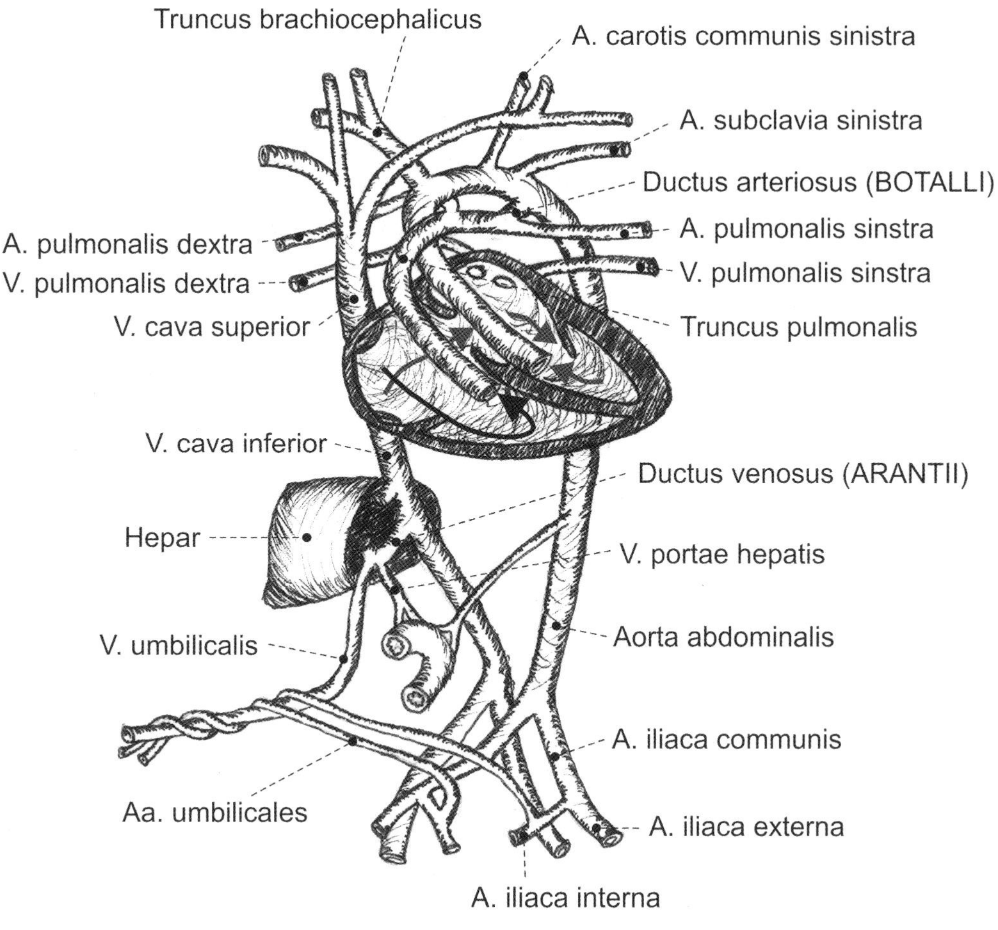

Abbildung 10.2: Übersicht über den fetalen Blutkreislauf.

erstoff- und nährstoffreiche Blut aus der Vena cava inferior direkt in den linken Vorhof und wird anschließend aus dem linken Ventrikel über die Aorta ausgeworfen. Die ersten Abgänge des Arcus aortae sind der Truncus brachiocephalicus, die Arteria carotis communis sinistra und die Arteria subclavia sinistra. Diese Gefäße versorgen den Kopf sowie die oberen Extremitäten und erhalten somit das sauerstoffreichste Blut innerhalb des fetalen Blutkreislaufes. Was geschieht nun mit dem Blut aus der Vena cava superior? Dieses Blut gelangt vom rechten Vorhof in den rechten Ventrikel und wird über den Truncus pulmonalis in den Lungenkreislauf ausgeworfen. Allerdings sind die Lungen nicht entfaltet, so dass hier ein extrem hoher Gefäßwiderstand herrscht. Auch hier gibt es einen Kurzschluss, diesmal zwischen zwei Arterien, dem Truncus pulmonalis und der Aorta. Daher wird dieser Kurzschluss **Ductus arteriosus (BOTALLI)** genannt. Das Blut aus dem Truncus pulmonalis gelangt über diesen Ductus arteriosus in die Aorta. Allerdings mündet der Ductus arteriosus erst nach den Gefäßabgängen für den Kopf und die oberen Extremitäten in die Aorta, so dass eine Vermischung von sauerstoffreichem und relativ sauerstoffarmem Blut erst hier stattfindet. Über die Aorta und die abgehenden arteriellen Gefäße wird das Blut im gesamten Körper verteilt und gelangt über das Kapillarnetz in den venösen Schenkel des Gefäßsystems, der das Blut wieder zum Herzen zurückbringt. Ein Teil des arteriellen Blutes wird über die **Arteriae umbilicales** (Abgänge der Arteriae iliacae internae) wieder in Richtung Plazenta transportiert, wo ein erneuter Gasaustausch sowie eine Anreicherung mit Nährstoffen stattfindet. So schließt sich der Kreislauf.

Unmittelbar nach der Geburt verändert sich die Situation schlagartig. Mit dem ersten Atemzug des Neugeborenen werden die Lungen belüftet, der einst hohe Gefäßwiderstand des kleinen Kreislaufes fällt und die Lungen werden durchblutet. Dadurch verändern sich auch die Drucksituationen in den Vorhöfen. Der einst hohe Druck des rechten Vorhofes sinkt und durch den nun höheren Druck des linken Vorhofes schließt sich das Foramen ovale durch eine Membran. Diese Stelle bleibt zeitlebens als **Fossa ovalis** sichtbar. Der Ductus arteriosus verschließt sich ebenfalls und verödet zum **Ligamentum arteriosum**. Ein ähnliches Schicksal ereilt den Ductus venosus. Auch er obliteriert zu einem Band, dem **Ligamentum teres hepatis**. Allerdings gibt es viele Menschen, bei denen diese Shunts auch im Erwachsenenalter zumindest teilweise offen bleiben können. So schätzt man zum Beispiel, dass bis zu 30% der Bevölkerung ein sondengängiges Foramen ovale besitzen.

3. Beschreiben Sie den Geburtsverlauf und gehen Sie dabei auf die anatomischen Hindernisse ein!

Die Geburt, **Partus**, steht am Ende jeder Schwangerschaft und verläuft in den folgenden Phasen ab:

- **Eröffnungsphase**
- **Übergangsphase**
- **Austreibungsphase**
- **Nachgeburtsphase**

Durch die ersten regelmäßigen Wehen wird die **Eröffnungsphase** eingeleitet, in der sich die Cervix uteri durch die Wehenkontraktionen verkürzt und der Muttermund erweitert wird. Die Wehen werden im Verlauf der Eröffnungsphase regelmäßiger und haben eine Frequenz von ungefähr 2-3 Wehen in 10 Minuten. Die Wehen dauern dabei im Schnitt 60 Sekunden an. Direkt an die Eröffnungsphase schließt sich die **Übergangsphase** an. Die Wehenfrequenz nimmt zu und die Wehen werden zudem stärker und schmerzhafter. Das Kind befindet sich Schädelendlage, also mit dem Kopf im Bereich des Beckeneingangs und tritt nun in des Becken ein. Das Kind blickt auf das rechte oder linke Hüftbein der Mutter und muss nun eine Drehung um 90° vollführen, um den **querovalen Beckeneingang** zu passieren. Das Kind blickt danach auf das Os coccygeus der Mutter.

Ist der Muttermund vollständig eröffnet (ca. 10 cm) beginnt die **Austreibungsphase**, in der sich der Wehencharakter nochmals verändert. Die Wehen haben nun eine Frequenz von 6-8 alle 15 Minuten. Zusätzlich löst der kindliche Kopf durch einen Druck auf den Darm einen reflektorischen Pressdrang aus, der die Geburt unterstützt. Der kindliche Kopf wird nun überstreckt und geboren. Danach setzt in der Regel eine kurze Wehenpause ein, nach der sich das Kind erneut um 90° dreht, um mit den Schultern den **längsovalen Beckenausgang** zu passieren. Ist dies geschehen, folgt der Rest des Körpers. Das Kind ist geboren. Die Eihäute, die das Kind intrauterin umgeben haben (**Fruchtblase**), können in jeder Phase der Geburt reißen. Meist geschieht dies allerdings, in Form des so genannten Blasensprunges, vor dem eigentlichen Beginn der Geburt und ist häufig ein Geburtsauslöser.

In der **Nachgeburtsphase** erfolgt unter Wehenkontraktionen (ca. alle 20 Minuten) die Austreibung der Plazenta. Bei einer inkompletten Abstoßung der Plazenta (Placenta accreta) muss eine manuelle Lösung bzw. Abschabung erfolgen, um anschließende Infektionen und Wucherungen zu verhindern. In der Nachgeburtsphase wird der Mutter meist das neugeborene Kind zum ersten Stillen angelegt. Dadurch steigt nochmals die **Oxytocinausschüttung** aus dem Hypophysenhinterlappen der Mutter. Das Oxytocin, das auch unter der Geburt für die Wehenkontraktionen verantwortlich ist, fördert nun die Milchejektion und den Milchfluss und verstärkt zudem die Abstoßung der Plazenta durch die Uteruskontraktionen. Die Oxytocinauschüttung beim Stillen des Säuglings fördert auch die emotionale Bindung zwischen Mutter und Kind, das so genannte **Bonding**.

ANAMNESE

Eine 62-jährige Frau wird mit dem Rettungswagen in die Notaufnahme gebracht. Die Kollegen berichten, dass die Frau nach dem Schneefegen mit nassen Schuhen auf der Kellertreppe ausgerutscht, mehrere Stufen heruntergefallen und mit dem Arm auf der Steinstufe aufgeschlagen sei. Der Arm der Patientin ist in einer Vakuumschiene verpackt. Die Patientin ist ansprechbar, hat aber extremste Schmerzen im linken Arm. Die linke Hand der Patientin ist im Bereich des Handrückens auf Höhe des Daumens und Zeigefingers taub. Außerdem fällt Ihnen auf, dass die linke Hand im Karpalgelenk gebeugt ist und die Finger sich zudem in Beugestellung befinden. Sie lassen eine Röntgenaufnahme des Armes anfertigen.

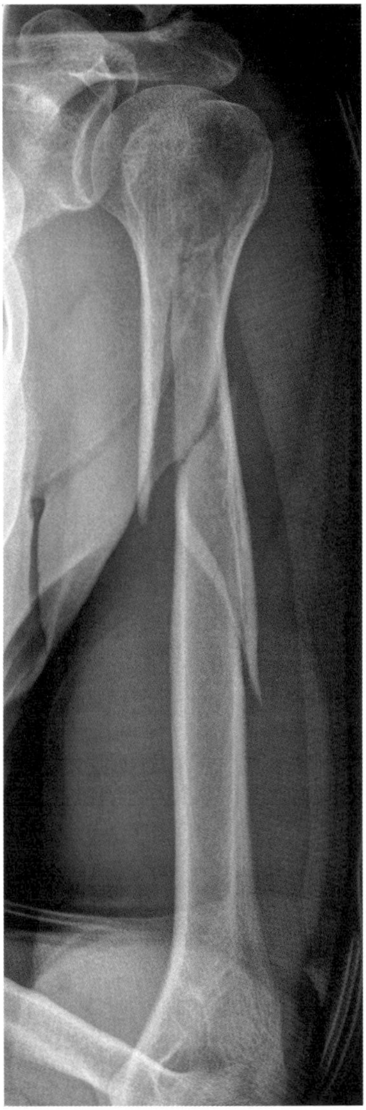

Abbildung 11.1: Röntgenaufnahme des linken Arms.

FRAGEN

1. **Was ist Ihre Diagnose? Welche anatomischen Strukturen lassen sich in der Abbildung erkennen?**

2. **Wie erklären Sie sich die Stellung der linken Hand? Beschreiben Sie den Verlauf und die Funktion der betroffenen Struktur!**

3. **Wie geht man in einem solchen Fall therapeutischvor?**

LÖSUNG

1. Was ist Ihre Diagnose? Welche anatomischen Strukturen lassen sich in der Abbildung erkennen?

Auf den ersten Blick sollte Ihnen hier aufgefallen sein, dass es sich um eine Fraktur des **Humerus** handelt. Die Abbildung 15.2 gibt einen Überblick über die anatomischen Strukturen, die man im Röntgenbild erkennen kann.

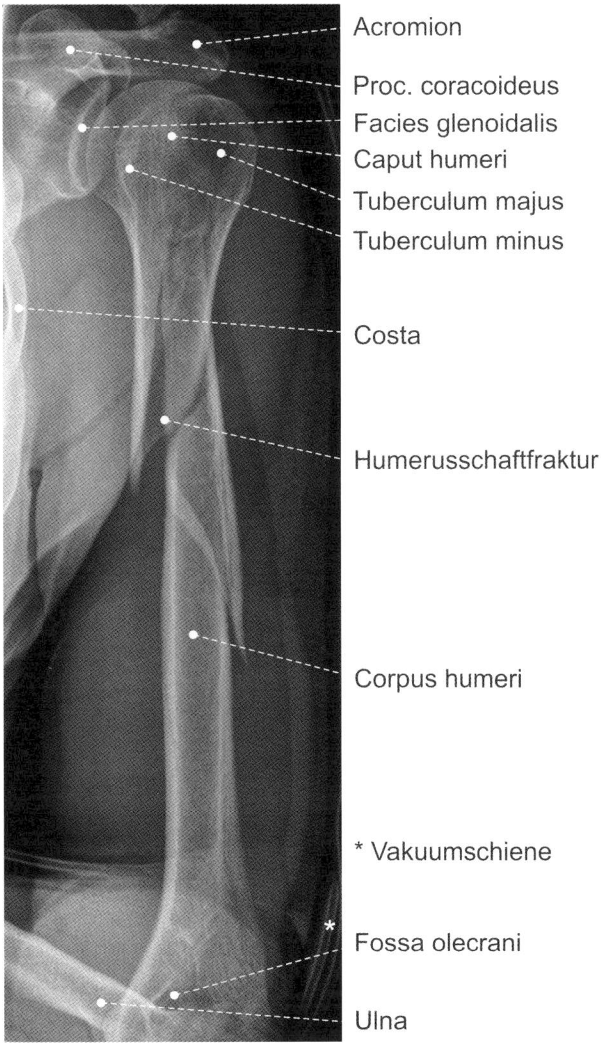

Abbildung 11.2: Markierungen aller erkennbaren anatomischen Strukturen.

2. Wie erklären Sie sich die Stellung der linken Hand? Beschreiben Sie den Verlauf und die Funktion der dafür verantwortlichen Struktur!

Die beschriebene Handstellung der Patientin spricht für das Vorliegen einer so genannten „**Fallhand**", wie sie typischerweise bei **Läsionen des Nervus radialis** zu beobachten ist. Der nervus radialis entspringt dem **Fasciculus posterior des Plexus brachialis** und verläuft **dorsal des Humerus** im **Sulcus nervi radialis** zwischen dem **Caput mediale und laterale des M. triceps brachii**. Weiter distal verläuft der Nervus radialis in der Tiefe zwischen dem **M. brachioradialis und M. brachialis** und gelangt von dort aus in die Ellenbeuge. Hier spaltet er

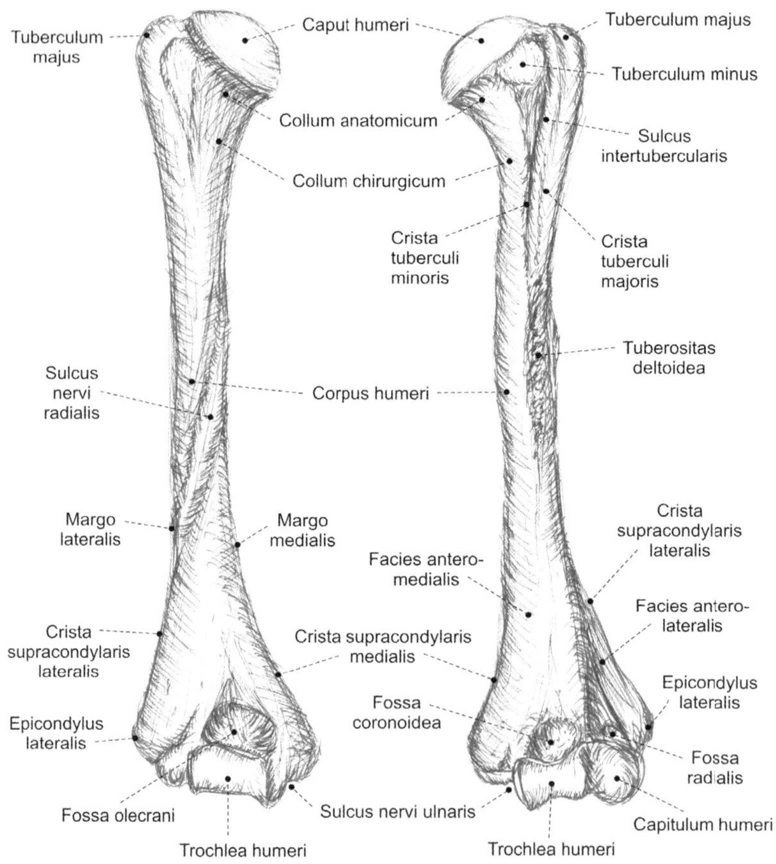

Abbildung 11.3: Linker Humerus von dorsal und ventral.

sich in einen **Ramus profundus** (Innervation der Unterarmstrecker) und einen **Ramus superficialis** (Hautinnervation).

Durch seine besondere Lagebeziehung zum Humerus ist der **Nervus radialis** bei Humerusschaftfrakturen besonders gefährdet. Er kann bei solchen Frakturen komprimiert oder aber auch dauerhaft verletzt werden. Glücklicherweise befindet sich im **Sulcus nervi radialis** eine ca. 3 mm dicke Bindegewebsschicht, die den Nervus radialis meist recht gut schützt, so dass der Nervus radialis häufig nur komprimiert wird und sich die Symptome in der Regel wieder bessern. Die Handstellung bei der Patientin lässt sich wie folgt erklären: Durch eine Läsion des Nervus radialis fehlt die Innervation der Unterarmextensoren (R. profundes nervi radialis), dadurch überwiegt natürlich der Tonus der Unteramflexoren. Die hat zur Folge, dass sich die Hand im Karpalgelenk in Beugestellung befindet. Auch die gebeugten Finger sind auf den Ausfall der Fingerextensoren und das Überwiegen des Flexorentonus zurückzuführen. Durch die Radialis-Läsion fehlt der Patientin auch die sensible Innervation des radialen Handrückens durch die Nn. digitales dorsales aus dem R. superficialis des Nervus radialis.

3. Wie geht man in einem solchen Fall therapeutisch vor?

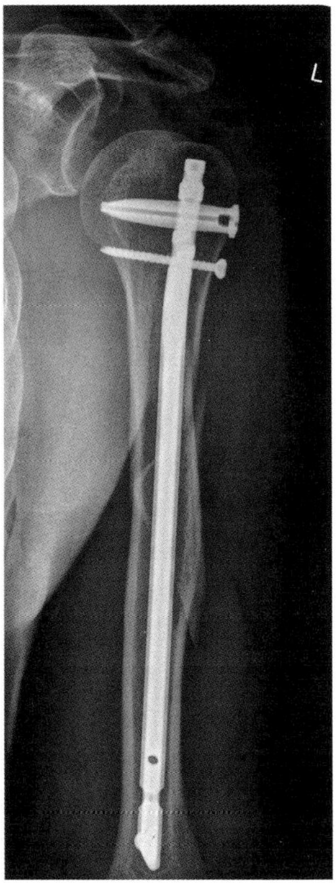

Abbildung 11.4: Postoperative Röntgenaufnahme.

Bei der vorliegenden Fraktur ist eine konservative Therapie nicht möglich. Es handelt sich bei der Patientin um eine komplexe Fraktur, so dass eine operative Therapie herangezogen werden muss. Folgende Verfahren stehen dabei zur Verfügung:

- **Plattenosteosynthesen**
- **Intramedulläre Stabilisierung**
- **Fixateur externe**

Bei der Patientin ist eine intramedulläre Stabilisierung mit einem proximalen Verriegelungsnagel durchgeführt worden. Dabei wird ein spezieller Oberarmnagel von proximal her in den Humerus eingeschlagen und anschließend verschraubt. Ein großer Vorteil dieser Behandlungsmethode ist die Rotationsstabilität.

ANAMNESE

Ein 74-jähriger Patient stellt sich mit plötzlich aufgetretener homonymer Hemianopsie rechts in der Neurologie vor. Der aufnehmende Arzt erfährt, dass der Mann an einer bekannten koronaren Herzerkrankung leidet und bereits zwei Infarkte hinter sich hat. Der Patient ist starker Raucher und hat seit Jahren einen medikamentenpflichtigen arteriellen Hypertonus. Der Kollege aus der Neurologie denkt sofort an einen ischämischen Insult und leitet den Patienten zum MRT weiter. Folgender Befund wird dabei erhoben:

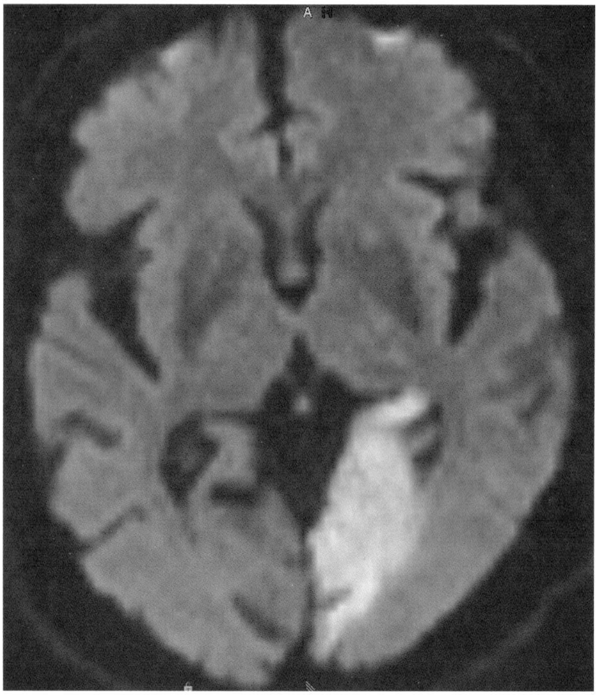

Abbildung 12.1: Diffusionsgewichtetes MRT.

FRAGEN

1. **Was ist die Ursache für die Symptome des Patienten?**

2. **Von welchem Gefäß wird das betroffene Areal versorgt?**

3. **Beschreiben Sie den Aufbau der Sehbahn und gehen Sie auf die wichtigsten Ausfallerscheinungen ein!**

LÖSUNG

1. Was ist die Ursache für die Symptome des Patienten?

Bei dem Patienten kommt es durch eine Ischämie im Bereich des linken Okzipitallappens zu einer **homonymen Hemianopsie** rechts. Darunter versteht man einen **halbseitigen Gesichtsfeldausfall beider Augen**, also eine Halbseitenblindheit. Der mediale Okzipitallappen beherbergt die primäre Sehrinde, auch **Area striata** (Brodmann-Areal 17) genannt. Hier erreichen die visuellen Informationen, die in der Retina generiert werden, die kortikalen Areale im Bereich des **Sulcus calcarinus**. Der Name Area striata leitet sich vom bereits makroskopisch deutlich sichtbaren **Gennari-Streifen** (nach Francesco Gennari, ital. Anatom, 1750-1794), auch **Vicq-d´Azyr-Streifen** (nach Félix Vicq-d´Azyr, franz. Neuroanatom, 1748-1794) genannt, ab. Hierbei handelt es sich um ein kräftiges Nervenfaserbündel in der Lamina granularis interna (IV), das charakteristisch für die primäre Sehrinde ist.
In der diffusionsgewichteten MRT-Aufnahme fällt ein helleres Areal im Bereich des linken medialen Okzipitallappens auf. Dieser Befund entsteht durch ein Gewebsödem im ischämischen Areal. In der Krankengeschichte des Patienten wird von einer koronaren Herzerkrankung und zwei Myokardinfarkten berichtet. Der Patient ist zudem starker Raucher und leidet an einem arteriellen Hypertonus. Bei dem Patienten liegt eine Atherosklerose der arteriellen Gefäße vor. Die **Atherosklerose** ist in der Regel eine **systemische Erkrankung**, bei der sich durch Lipideinlagerungen und entzündliche Prozesse die Gefäße verengen. Ab einem gewissen Grad der Stenosierung kommt es zu einer Ischämie, die im schlimmsten Fall zur Infarzierung des zu versorgenden Gewebsareals führt (siehe Myokardinfarkt). Ein Hypertonus (Bluthochdruck) sowie das Rauchen zählen neben einer fettreichen Ernährung zu den Hauptrisikofaktoren für diese Erkrankung.

2. Von welchem Gefäß wird das betroffene Areal versorgt?

Als Kenner der arteriellen Blutversorgung des Großhirns wissen Sie, dass der **Lobus occipitalis** größtenteils durch die **Arteria cerebri posterior** versorgt wird. Allein die Außenseite wird anteilig durch die **Arteria cerebri media** mitversorgt. Bei dem Patienten ist eine Angiographie durchgeführt worden, um eine Stenose oder einen Verschluß der Arteria cerebri posterior der linken Seite zu diagnostizieren. Dafür wird dem Patienten ein Kontrastmittel injiziert, um so die arteriellen Gefäße darzustellen. Mittels der Magnetresonanztomographie lässt sich anschließend eine dreidimensionale Rekonstruktion der hirnversorgenden Gefäße anfertigen. In

Abbildung 12.2 sehen Sie einen kompletten Abbruch der Arteria cerebri posterior sinistra, der für die Ischämie im Bereich der primären Sehrinde verantwortlich ist.

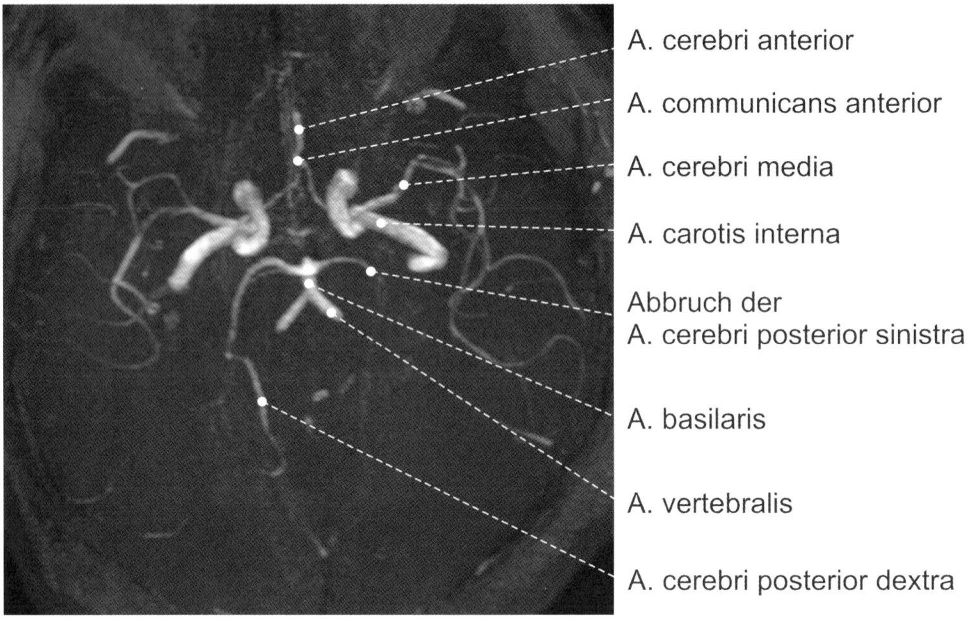

Abbildung 12.2: Angiographie des Circulus arteriosus cerebri. Ansicht von untern. Die Arteria cerebri posterior sinistra zeigt kurz nach ihrem Abgang aus der Arteria basilaris einen kompletten Verschluss.

3. Beschreiben Sie den Aufbau der Sehbahn und gehen Sie auf die wichtigsten Ausfallerscheinungen ein!

Die Sehbahn leitet die visuellen Informationen von der Retina zur primären Sehrinde. Innerhalb dieser Neuronenkette befinden sich vier Neuronen, von denen die ersten drei in den Schichten der Retina selbst lokalisiert sind. Die Retina ist ein Teil des zentralen Nervensystems und nimmt die Informationen über Stäbchen und Zapfen (1. Neuron) auf. Über die bipolaren Zellen der inneren Körnerzellschicht (2. Neuron) gelangt die Information zu den Ganglienzellen (3. Neuron), die mit ihren Axonen den Nervus opticus bilden. Die Sehnerven beider Seiten treffen sich im Chiasma opticum, wo die Fasern der nasalen Retinahälften (empfangen Informationen aus dem temporalen Gesichtsfeld) zur Gegenseite kreuzen. Die Fasern aus den temporalen Retinahälften (nasale Gesichtsfelder) verbleiben ispsilateral. Über den Tractus opticus

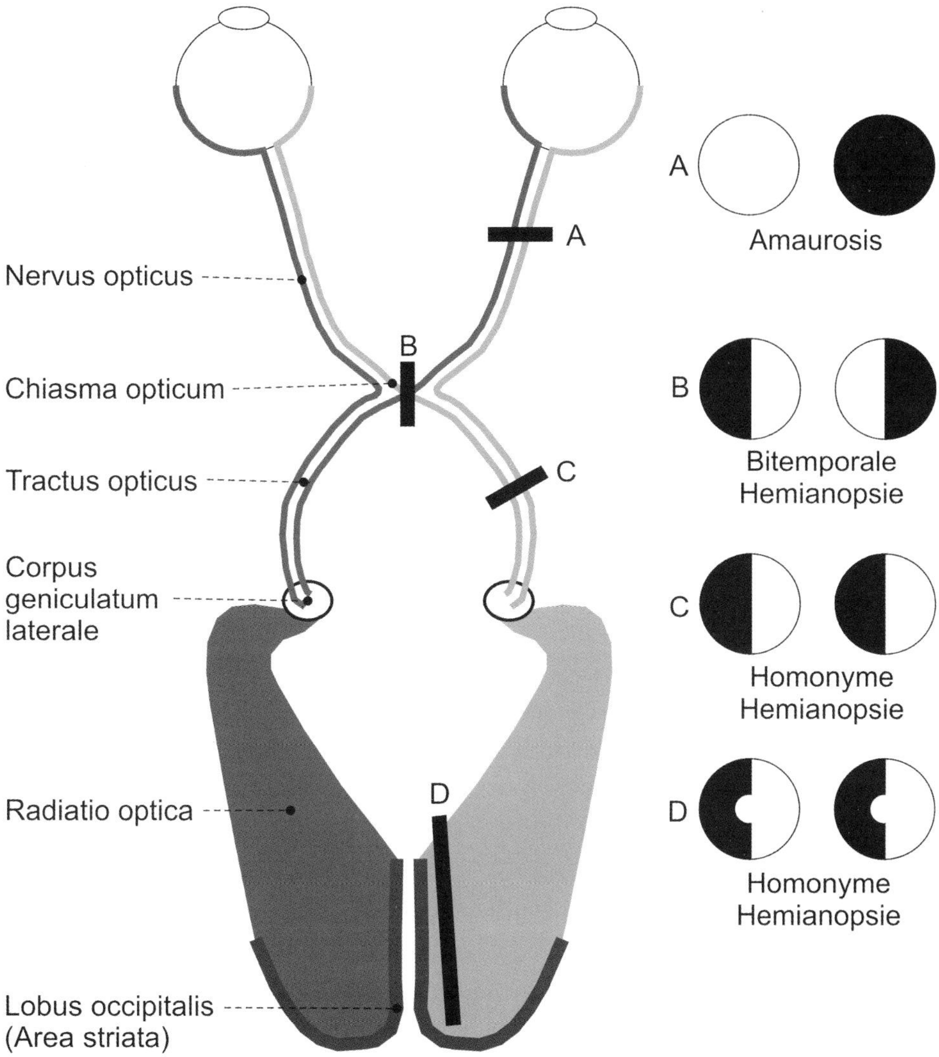

Abbildung 12.3: Schematische Darstellung der Sehbahn mit entsprechenden Ausfallerscheinungen bei Läsionen an bestimmten Stationen innerhalb der Bahn.

gelangen die Informationen zum **Corpus geniculatum laterale**, wo eine weitere Umschaltung stattfindet (4. Neuron). Über die **Radiatio optica** gelangen die Fasern zur primären Sehrinde. Über die sekundäre Sehrinde, die die primäre Sehrinde hufeisenförmig umgreift, erfolgt die Weiterverarbeitung der visuellen Informationen nach Kriterien wie Farben, Formen, Bewegungen oder Konturen. Bei Läsionen innerhalb der Sehbahn entstehen je nach Lokalisation der Schädigung typische Ausfallerscheinungen, die diagnostisch wegweisend sein können.

ANAMNESE

Ein 57-jähriger Patient stellt sich bei Ihnen mit einem ausgeprägten Ikterus vor. Zusätzlich klagt der Patient über Bauchschmerzen, die in den Rücken ausstrahlen. Er gibt außerdem an, dass er in der letzten Zeit ca. 10 kg an Gewicht verloren hätte, was er auf seine zunehmende Appetitlosigkeit zurückführe. Bei der Palpation des Abdomens fällt Ihnen eine deutlich vergrößerte Gallenblase auf, die jedoch schmerzlos zu ertasten ist. Die Leber ist ebenfalls leicht vergrößert. Laborchemisch ergeben sich erhöhte Transaminasenwerte, erhöhtes Bilirubin, erhöhte alkalische Phosphatasewerte sowie erhöhte Werte für Lipasen. Sonographisch findet sich eine unscharf begrenzte Raumforderung im Bereich des Pankreaskopfes.

FRAGEN

1. **Was ist Ihre Verdachtsdiagnose?**

2. **Beschreiben Sie die Anatomie des betroffenen Organs. Gehen Sie dabei auf die Blutversorgung, die Topographie und die Funktion des Organs ein!**

3. **Wie kann man therapeutisch bei der Erkrankung vorgehen?**

4. **Welche anatomischen Strukturen werden bei einer Kausch-Whipple-Operation chirurgisch entfernt?**

1. Was ist Ihre Verdachtsdiagnose?

Die Symptomenkonstellation mit **Ikterus** und **schmerzlos palpabler, vergrößerter Gallenblase** (**Courvoisier-Zeichen**; nach Ludwig Georg Courvoisier, Chirurg in Basel, 1843-1918) sowie einer Raumforderung im Bereich des Pankreaskopfes sprechen am wahrscheinlichsten für das Vorliegen eines Adenokarzinoms des Pankreas. Durch den Tumor kommt es zu einem Verschluss des Ductus pancreaticus und des Ductus choledochus. Die Folgen sind eine Pankreatitis, durch Stauung der Pankreassäfte, sowie ein Rückstau der Gallenflüssigkeit, wodurch es zu einer tastbaren Vergrößerung der Gallenblase (**Gallenblasenhydrops**) kommt. Laborchemisch deuten die erhöhten Lipase- und alkalische Phosphatasewerte auf das Vorliegen einer Pankreatitis, die erhöhten Transaminasen- und Bilirubinwerte auf das Vorliegen einer Leberschädigung hin. Der ausgeprägte Ikterus spiegelt lediglich die hohen Bilirubinwerte wieder (Bilirubinablagerungen in der Haut). Der hohe Gewichtsverlust des Patienten und seine Appetitlosigkeit sind zudem äußerst tumorverdächtig.

MERKE: Viele Tumorerkrankungen machen durch unspezifische Allgemeinsymptome auf sich aufmerksam. **Fieber über 38 °C** ohne adäquate infektiöse Ursache, **nächtliches Schwitzen** und ein **Gewichtsverlust** von mehr als 10 % des Körpergewichtes innerhalb von sechs Monaten sind hochverdächtig für das Vorliegen einer malignen Tumorerkrankung und bedürfen einer genaueren Abklärung!

Das Adenokarzinom des Pankreas hat eine schlechte Prognose und die mittlere Überlebenszeit nach Diagnosestellung beträgt ca. sechs Monate. Das liegt vor allem daran, dass zum Zeitpunkt der Diagnose oft keine kurative Therapie mehr möglich ist, da der Tumor aufgrund der engen Nachbarschaft zu anderen Organen des Abdomens häufig bereits Nachbarorgane infiltriert hat oder bereits in die Leber metastasiert ist.

2. Beschreiben Sie die Anatomie des betroffenen Organs. Gehen Sie dabei auf die Blutversorgung, die Topographie und die Funktion des Organs ein!

Das Pankreas (oder die Bauchspeicheldrüse) ist eine **gemischt exokrin-endokrine Drüse**, ca. 13-20 cm lang und wiegt etwa 70-100 g. Es hat eine leichte S-Form, liegt **sekundär retroperitoneal** und erstreckt sich von der Konkavität des Duodenums nach links aufsteigend bis hin zur Milz. Makroskopisch lässt sich das Pankreas in einen Kopf (**Caput**) mit einem hakenförmigen Fortsatz, **Processus uncinatus**, sowie einen Körper (**Corpus**) und einen Schwanz (**Cauda**) unterteilen. An der Hinterwand des Corpus pancreatis verlaufen die **A. und V. mesenterica superior**, die zusammen in der **Incisura pancreatis** nach ventral vor den Processus uncinatus ziehen. Der Hauptausführungsgang des Pankreas, der **Ductus pancreaticus major**, ist bis 2 mm dick und durchzieht das gesamte Organ, wobei er mehrere kleinere Zuflüsse sammelt und zusammen mit dem **Ductus choledochus** auf der **Papilla duodeni major** (VATERsche Papille) in das Duodenum mündet.

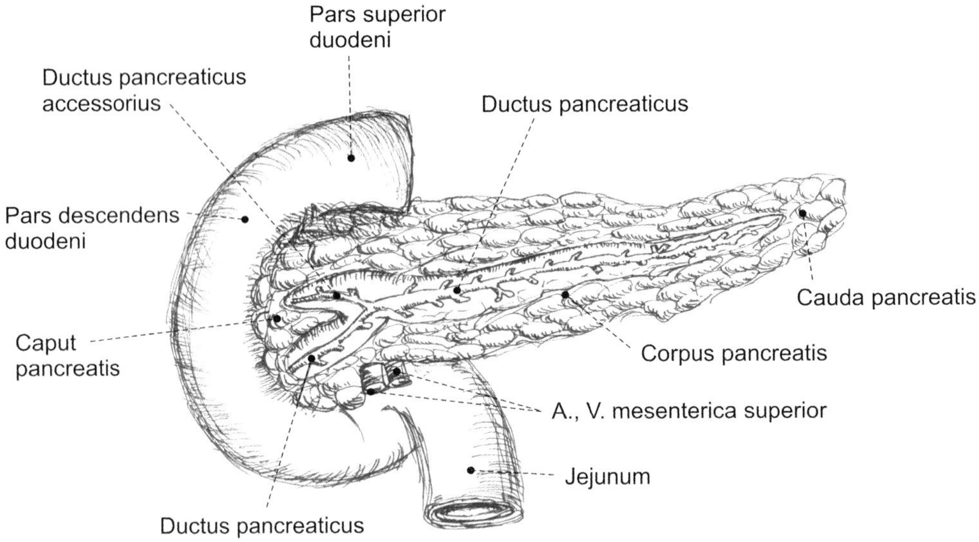

Abbildung 13.1: Dudenum mit Pankreas in der Ansicht von ventral. Der Ductus pancreaticus ist dargestellt.

Histologisch überwiegt der exokrine Pankreasanteil, der vom Aufbau der Glandula parotis ähnelt. Allerdings fehlen im Pankreas die Streifenstücke. Das Pankreas ist in viele Läppchen gegliedert, die jeweils von lockerem Bindegewebe begrenzt sind. In diesen interlobulären Septen verlaufen die Blutgefäße, Lymphgefäße und Nerven. Die exokrinen Drüsenzellen sind polar differenziert und besitzen in ihren basalen Abschnitten ein ausgeprägtes rauhes endoplasmatisches Retikulum (RER). Daher stellen sich die basalen Zellabschnitte in der HE-Färbung auch basophil dar. Der apikale Zellteil enthält zahlreiche azidophile Sekretgranula, welche die Enzymvorstufen der Lipasen, Proteasen und Amylasen enthalten. Der endokrine Anteil des Pankreas wird durch die so genannten **Langerhans-Inseln**, Insulae pancreaticae (nach Paul Langerhans, dt. Pathologe, 1848-1888), repräsentiert und stellt in seiner Gesamtheit das Inselorgan dar. Die Zellen des Inselorgans sind für die Produktion von Hormonen zuständig, die den Kohlenhydratstoffwechsel regulieren. Man unterscheidet dabei **A-Zellen** (Glukagon), **B-Zellen** (Insulin), **D-Zellen** (Somatostatin) und **PP-Zellen** (pankreatisches Polypeptid).

Topographisch besitzt das Pankreas enge Lagebeziehungen zu den großen Gefäßen des Oberbauchs. Hinter dem Caput pancreatis vereinigen sich **V. mesenterica superior** und **V. splenica** (mit V. mesenterica inferior) zur **V. portae hepatis**. Die **A. splenica**, aus dem Truncus coeliacus, verläuft am Oberrand des Pankreas, die V. splenica zieht kaudal davon in einer Rinne auf der Pankreasrückseite. Von besonderer Bedeutung ist auch die Beziehung zum Ductus choledochus, der auf der Hinterseite des Caput pancreatis, meist von Pankreasgewebe ummauert, in Richtung Duodenum zieht. In Abbildung 13.3 sehen Sie die teilweise sehr engen Lagebeziehungen des Pankreas zu den Gefäßen und Organen des Oberbauchs.

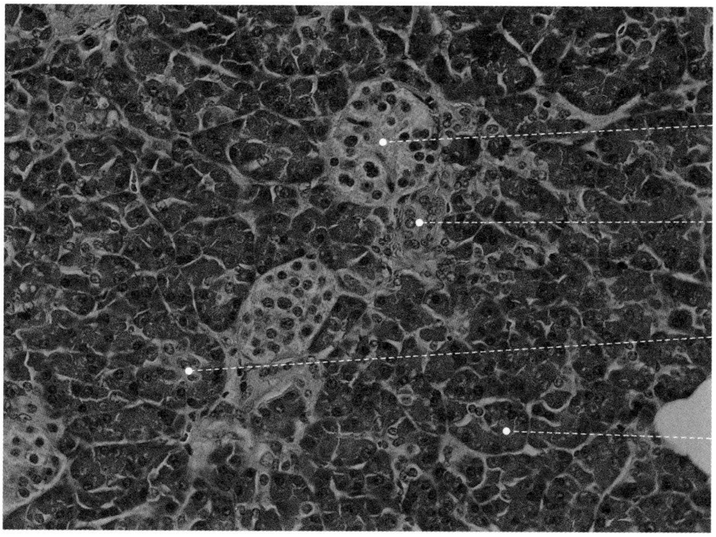

Abbildung 13.2: Menschliches Pankreas. HE-Färbung, Vergrößerung 25x.

Die **arterielle** Versorgung des Pankreas erfolgt durch:

- **A. splenica** (aus Truncus coeliacus)
  - A. pancreatica dorsalis → A. pancreatica inferior
  - Rr. pancreatici
  - A. pancreatica magna
  - A. caudae pancreatis → A. pancreatica inferior
- **A. gastroduodenalis** (aus A. hepatica communis)
  - A. pancreaticoduodenalis superior posterior
  - Aa. retroduodenales
  - A. pancreaticoduodenalis superior anterior
  - A. mesenterica superior
  - A. pancreaticoduodenalis inferior mit einem R. anterior und einem R. posterior

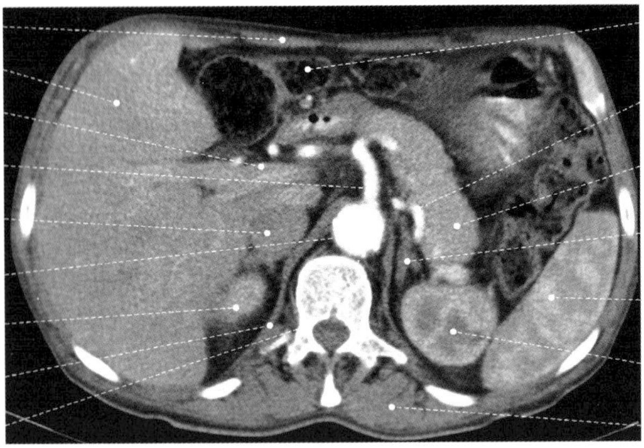

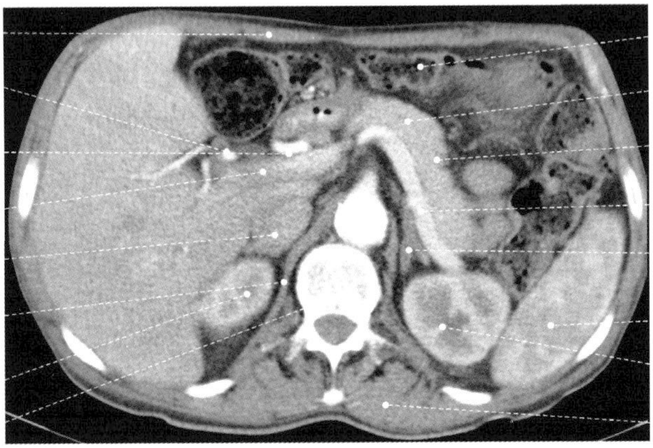

Abbildung 13.3: Lagebeziehungen des Pankreas zu den Gefäßen und Organen des Epigastriums. Computertomographie des Abdomens nach i.v. Kontrastmittelgabe (arterielle Phase) in transversaler Schnittführung.

Der **venöse Abfluss** erfolgt über **Vv. pancreaticae** und **Vv. pancreaticoduodenales**, die über die **V. splenica** und **V. mesenterica superior** bzw. direkt in die **V. portae hepatis** münden. Der **Lymphabfluss** erfolgt über die **Nodi pancreatici** und **Nodi pancreaticoduodenales** zu den **Nodi coeliaci**, die über die **Trunci intestinales** in die **Cisterna chyli** münden.

3. Wie kann man therapeutisch bei der Erkrankung vorgehen?

Die Therapie des Pankreas-Adenokarzinoms besteht, in Abhängigkeit von der Größe des Tumors, in der chirurgischen Resektion. Jedoch ist **in den meisten Fällen keine Heilung mehr möglich**. Bei so genannten „Frühkarzinomen" des Pankreaskopfes besteht eine Chance auf die vollständige Entfernung des Tumorgewebes. Die Methode der Wahl ist dabei die **partielle Duodenopankreatektomie**, auch **Kausch-Whipple-Operation** genannt.

4. Welche anatomischen Strukturen werden bei einer Kausch-Whipple-Operation chirurgisch entfernt?

Bei der **Kausch-Whipple-Operation** (nach Walther Carl Eduard Kausch, dt. Chirurg 1867-1928 und Allen Oldfather Whipple, amerik. Chirurg 1881-1963) werden das **Caput pancreatis**, das **Duodenum**, die **Gallenblase**, der **Ductus choledochus**, das **Antrum** des Magens sowie die **regionären Lymphknoten** entfernt. Der Pankreasschwanz wird dabei mit einer ausgeschalteten Jejunumschlinge End-zu-End verbunden, in die später auch der Ductus hepaticus communis einmündet. Der proximale Magen wird mit einer hochgezogenen Jejunumschlinge End-zu-Seit anastomosiert, wobei der aufsteigende und der absteigende Jejunumschenkel mit einer so genannten **BRAUNschen Fußpunktanastomose** (nach Christian Heinrich Braun, dt. Chirurg 1847-1911) verbunden werden.

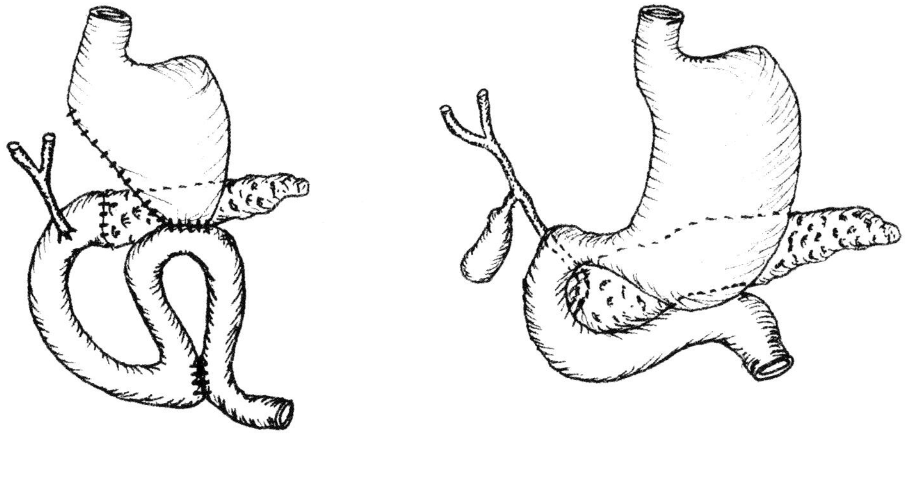

Abbildung 13.4: Schematische Übersicht nach und vor der Kausch-Whipple-Operation. Caput pancreatis, Duodenum, Gallenblase, Ductus choledochus sowie Antrum des Magens werden bei diesem Eingriff entfernt.

ANAMNESE

Ein 55-jähriger Geschäftsmann wird mit plötzlich aufgetretener Atemnot und heftigen thorakalen Schmerzen zu Ihnen in die Notaufnahme gebracht. Der Patient ist im Schockzustand und kaum ansprechbar. Sie erfahren aber von den Kollegen, dass er auf dem Flughafen nach einem Interkontinentalflug plötzlich zusammengebrochen sei. Bei der klinischen Untersuchung fällt Ihnen eine obere Einflussstauung auf. Der Patient ist zyanotisch und tachykard. Im EKG finden sich zudem Zeichen einer akuten Rechtsherzbelastung. Bis auf eine ausgeprägte Varikosis finden sich keine weiteren relavanten Vorerkrankungen bei dem Patienten. Sie lassen bei dem Mann eine Computertomographie des Thorax durchführen und erhalten folgendes Ergebnis.

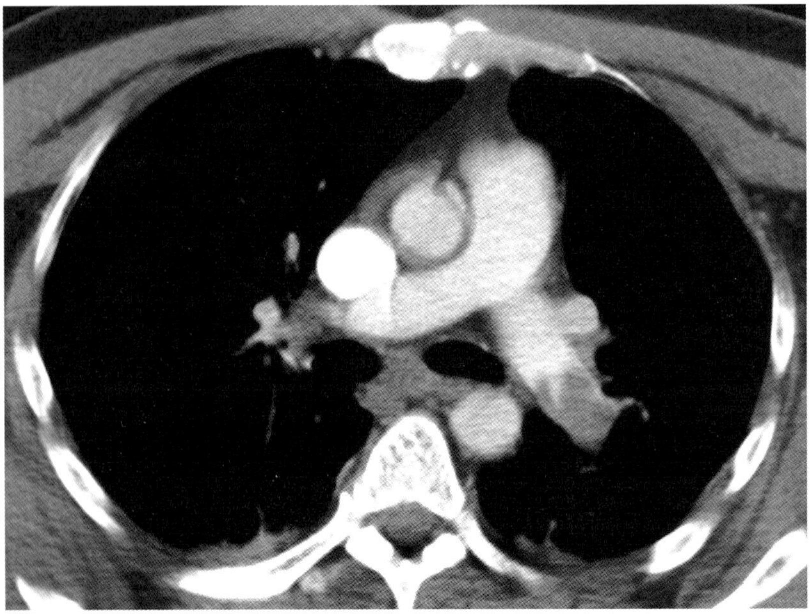

Abbildung 14.1: Computertomographie des Thorax nach intravenöser Kontrastmittelgabe.

FRAGEN

1. **Benennen Sie die anatomischen Strukturen in der Abbildung! Gehen Sie auf die Gefäßversorgung der Lunge ein!**

2. **Rekapitulieren Sie die venösen Gefäße der unteren Extremität!**

3. **Was ist Ihre Diagnose in diesem Fall? Erklären Sie den Pathomechanismus der Erkrankung!**

LÖSUNG

1. Benennen Sie die anatomischen Strukturen in der Abbildung! Gehen Sie auf die Gefäßversorgung der Lunge ein!

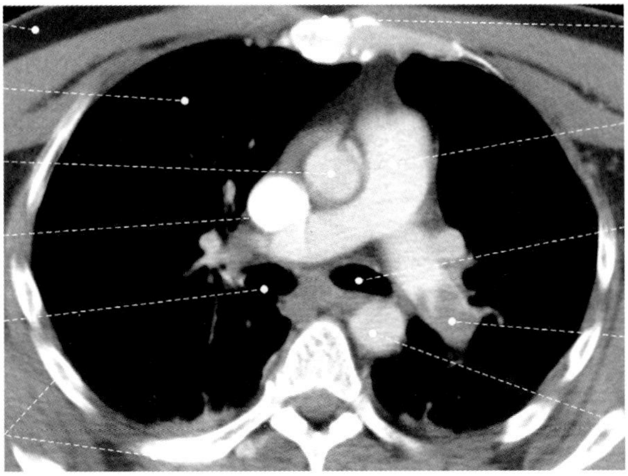

Abbildung 14.2: Computertomographie des Thorax nach i.v. Kontrastmittelgabe. Großer Embolus in der Arteria pulmonalis sinistra.

Bei der Gefäßversorgung der Lunge muss man zunächst zwischen **Vasa publica** und **Vasa privata** unterscheiden, denn die Lunge wird gewissermaßen doppelt mit Blut versorgt. Die **Vasa publica** stehen **im Dienste des Gasaustausches** und transportieren sauerstoffarmes, CO_2-reiches Blut in die Lungen, wo es oxigeniert und danach wieder zum Herzen zurückgeführt wird. Die **Vasa privata** dienen der **Versorgung des Lungengewebes** mit Sauerstoff. Im Falle der Vasa publica der Lunge führen die Arterien das sauerstoffarme, CO_2-reiche Blut und die Venen das sauerstoffreiche, CO_2-arme Blut. Daraus ergibt sich auch die folgende Definition von Arterien und Venen:

MERKE: Arterien transportieren Blut vom Herzen weg, Venen bringen Blut zum Herzen! Entscheidend für die Definition von Arterien und Venen ist also nicht der Sauerstoffgehalt des Blutes, sondern einzig seine Flussrichtung.

Zu den **Vasa publica** gehören Lungenarterien und Lungenvenen:

Die Lungenarterien zeigen entsprechend der Bronchialbaumaufzweigung und der daraus resultierenden Segmenteinteilung der Lungen folgendes Verzweigungsmuster:

- **A. pulmonalis dextra**
  - **Aa. lobaris superiores**
    - A. segmentalis apicalis
    - A. segmentalis posterior
    - A. segmentalis anterior
  - **A. lobaris media**
    - A. segmentalis lateralis
    - A. segmentalis medialis
  - **Aa. lobares inferiores**
    - A. segmentalis superior
    - A. segmentalis basalis lateralis
    - A. segmentalis basalis posterior
    - A. segmentalis basalis anterior
    - A. segmentalis basalis medialis
- **A. pulmonalis sinistra**
  - **Aa. lobares superiores**
    - A. segmentalis apicalis
    - A. segmentalis posterior
    - A. segmentalis anterior
    - A. lingularis
  - **Aa. lobares inferiores**
    - A. segmentalis superior
    - A. segmentalis basalis lateralis
    - A. segmentalis basalis posterior
    - A. segmentalis basalis anterior
    - A. segmentalis basalis medialis

Lungenvenen:

- **V. pulmonalis dextra superior**
  - V. apicalis
  - V. posterior
  - V. anterior
  - V. lobi media
- **V. pulmonalis dextra inferior**
  - V. superior
  - V. basalis communis

    - V. basalis superior
    - V. basalis anterior
    - V. basalis inferior
- **V. pulmonalis sinistra superior**
    - V. apicoposterior
    - V. anterior
    - V. lingularis
- **V. pulmonalis sinistra inferior**
    - V. superior
    - V. basalis communis
        - V. basalis superior
        - V. basalis anterior
        - V. basalis inferior

Die Vasa privata der Lungen bestehen aus **Rr. bronchiales** (Arterien) und **Vv. bronchiales**. Die Rr. bronchiales entspringen direkt aus der Aorta descendens und z.T. aus der A. thoracica interna. Die Vv. bronchiales münden in die V. azygos und die V. hemiazygos. Die Vasa privata der Lunge versorgen gleichzeitig auch die goßen Stämme der Vasa publica und sind somit **Vasa vasorum**.

2. Rekapitulieren Sie die venösen Gefäße der unteren Extremität!

Da sich im venösen System der unteren Extremitäten besonders viele Thromben bilden, ist eine gute Kenntniss der venösen Gefäße klinisch äußerst wichtig. Grundsätzlich lässt sich das venöse Gefäßsystem der unteren Extremitäten in ein **oberflächliches** und ein **tiefes Venensystem** unterteilen. Die **oberflächlichen Venen** verlaufen dabei unabhängig von den Arterien im **epifaszialen Bindegewebe** und versorgen hauptsächlich die **Haut**. Die großen Venen sind dabei durch viele kleine Äste netzwerkartig miteinander verknüpft. Die **tiefen Beinvenen** verlaufen gemeinsam mit den Beinarterien in der Tiefe zwischen der Muskulatur und versorgen die **Muskulatur**, die **Knochen** und die **Gelenke**. Beide Systeme sind durch eine Vielzahl von variablen Anastomosen miteinander verbunden, wobei der Blutstrom dabei immer vom oberflächlichen in das tiefe Venensystem gerichtet ist.

Oberflächliche Beinvenen:

- **V. saphena magna**: erstreckt sich vom medialen Fußrand bis zum Hiatus saphenus und mündet dort in die V. femoralis. Sie verläuft auf der Vorderinnenseite des Unter- bzw. Oberschenkels.
- **V. saphena parva**: vom lateralen Fußrand bis zu Fossa poplitea, wo sie in der Tiefe in die V. poplitea einmündet
- **Venenstern**: Mündungsgebiet von zahlreichen oberflächlichen Hautvenen des vorderen Oberschenkels und der Leiste im Bereich des Hiatus saphenus

Tiefe Beinvenen:

- **Vv. tibiales anteriores et posteriores**, **Vv. fibulares**: begleiten die gleichnamigen Arterien und münden in die V. poplitea
- **V. poplitea**: in der Fossa poplitea, nimmt auch das Blut aus der V. saphena parva auf (s.o.), geht im Hiatus adductorius über in die V. femoralis
- **V. femoralis**: Sammelgefäß aller Beinvenen, geht in der Lacuna vasorum in die V. iliaca externa über

3. Was ist Ihre Diagnose in diesem Fall? Erklären Sie den Pathomechanismus der Erkrankung!

Die wahrscheinlichste Diagnose in diesem Fall ist eine **Lungenembolie**. Der Patient klagt über akute **Atemnot** und **thorakale Schmerzen. CAVE:** Dabei immer auch an einem **Myokardinfarkt** denken!! Außerdem zeigt der Patient eine **obere Einflussstauung**, im EKG gibt es Anzeichen für eine **Rechtsherzbelastung** und er leidet an **Varikosis** (Krampfadern). Dazu hat er gerade einen langen **Interkontinentalflug** hinter sich. Wie passt das alles zusammen?

MERKE: Eine Lungenembolie ist eine **partielle Verlegung der arteriellen Lungenstrombahn**. Dabei werden über das venöse Gefäßsystem Bestandteile, wie z.B. Thromben, Tumorfragmente, Luft oder Fett in die Lungenarterien gespült und verlegen die Gefäße.

Bei dem Patienten lag eine Beinvenenthrombose vor. Das Vorhandensein von Krampfadern (**Varikosis**) und langes Sitzen (z.B. Flugreisen) gelten neben Gerinnungsstörungen, Rauchen, oralen Kontrazeptiva und großen Flüssigkeitsverlusten als Risikofaktoren für die Bildung von Thromben (Blutgerinnseln) in venösen Gefäßen der unteren (aber auch der oberen) Extremität. Löst sich solch ein Thrombus, wird er letztlich über die V. cava inferior zum Herzen transportiert. Über den **rechten Vorhof** gelangt er in den **rechten Ventrikel** und wird in den **Truncus pulmonalis** eingespült. Dort verlegt er, je nach Größe, Lungenarterien, Lappenarterien, Segmentarterien oder kleinere Arterienäste. Das hinter dem verlegten Gefäß liegende Gewebe steht nun nicht mehr für den Gasaustausch zur Verfügung und es kommt zur Atemnot. Den nun verminderten Sauerstoffgehalt des Blutes (bei gleichbleibendem Verbrauch in der Peripherie) versucht das Herz mit einer erhöhten Frequenz (**Tachykardie**, >100 Schläge/min) zu kompensieren. In der Lunge kommt es parallel zu einer Erhöhung des Gefäßinnenwiderstandes und das rechte Herz muss nun gegen diesen Widerstand anpumpen. Die Folge ist eine **akute Rechtsherzbelastung**, die abhängig von der Ausdehnung der Embolie in einer **akuten Rechtsherzinsuffizienz** gipfeln kann. Das venöse Blut staut sich so vor dem rechten Herzen und dilatiert die venösen Gefäße des Halses, was in den meisten Fällen deutlich zu sehen ist (**obere Einflussstauung**). Ausgedehnte Lungenembolien (Embolus im **Truncus pulmonalis** oder der **A. pulmonalis**) führen zum Kreislaufversagen und können tödlich enden. **Grundsätzlich gilt:** Je größer das verlegte Gefäß, desto schlechter ist die Prognose. Sehr kleine Lungenembolien fallen klinisch meist gar nicht auf und werden häufig übersehen.

ANAMNESE

Ein 25-jähriger Mann hat sich beim Fußballspielen mit Freunden auf seinem linken Fuß stehend um die eigene Achse gedreht und dabei plötzlich einen dumpfen Schmerz und ein „Krachen“ im linken Fuß verspürt. Humpelnd stellt er sich bei Ihnen in der Notaufnahme vor. Ein Auftreten mit dem linken Fuß ist aufgrund der Schmerzen kaum noch möglich. Bei der klinischen Untersuchung erscheint die Außenseite des linken Mittelfußes leicht geschwollen und ist im Bereich der Tuberositas ossis metatarsalis V deutlich druckschmerzhaft. Die Beweglichkeit des Fußes ist allerdings nicht eingeschränkt. Sie beschließen, eine Röntgenaufnahme des linken Mittelfußes anfertigen zu lassen. Sie machen gerade eine kleine Kaffeepause, da bringt Ihnen die Radiologieassistentin folgendes Bild.

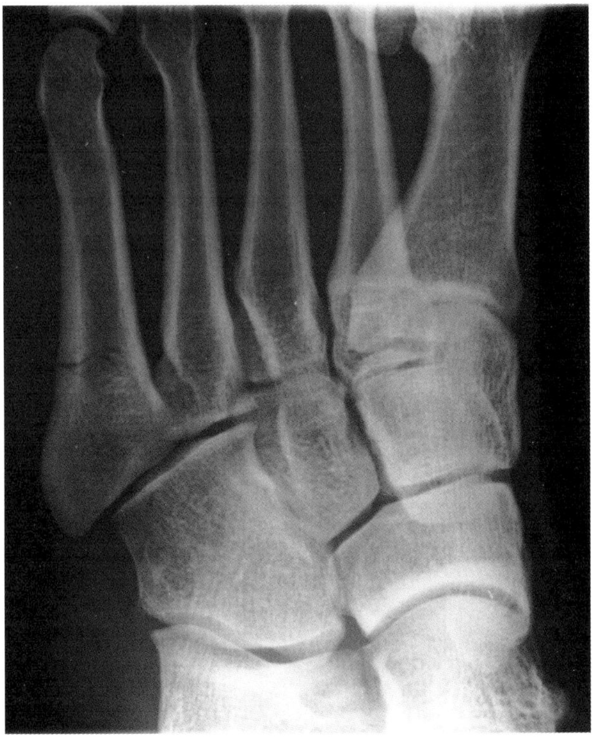

Abbildung 15.1: Dorsoplantares Röntgenbild des linken Mittelfußes.

FRAGEN

1. **Welche anatomischen Strukturen erkennen Sie in der Aufnahme? Welche Diagnose stellen Sie? Wie würden Sie therapeutisch in diesem Fall vorgehen?**

2. **Welche Frakturformen kennen Sie?**

3. **Beschreiben Sie den Aufbau des Fußskeletts!**

4. **Welche verschiedenen Knochenformen kennen Sie? Was versteht man unter funktionellem Knochenbau?**

LÖSUNG

1. Welche anatomischen Strukturen erkennen Sie in der Aufnahme? Welche Diagnose stellen Sie? Wie würden Sie therapeutisch in diesem Fall vorgehen?

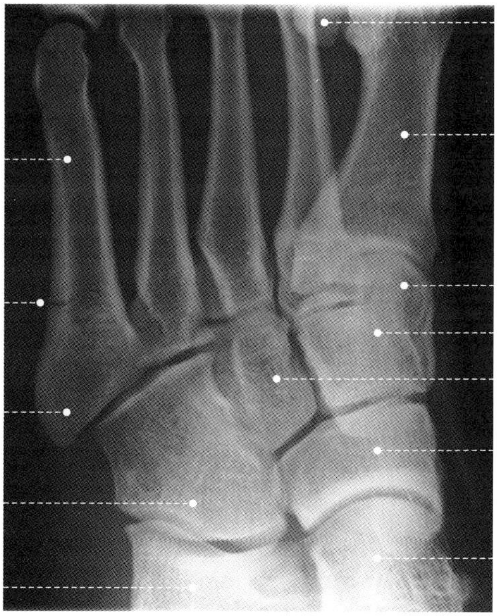

Abbildung 15.2: Dorsoplantares Röntgenbild des linken Mittelfußes mit Markierungen der zu erkennenden anatomischen Strukturen.

In dem vorliegenden Fall handelt es sich um eine **basisnahe Fraktur des 5. Mittelfußknochens ohne Gelenkbeteiligung**. Durch das Drehen auf dem Vorfuss, wahrscheinlich auf der Außenkante stehend, ist es bei dem Patienten zu der Fraktur gekommen. Bei genauerer Betrachtung sollte Ihnen auffallen, dass die Fraktur nicht komplett ist. Die Innenseite des 5. Mittelfußknochens ist noch intakt. Daraus ergibt sich, dass diese Fraktur konservativ, also allein durch Ruhigstellung in einem Gipsverband behandelt werden kann. Bei einer **Gelenkbeteiligung** oder einer **Dislokation der Frakturenden** müsste man **operativ** tätig werden. In diesem Fall genügt eine Ruhigstellung mit einem Unterschenkelgips mit Zehenplatte. Nach 2 Wochen kann unter Teilbelastung mit einer Mobilisierung begonnen werden und nach weiteren 4 Wochen sollte die Fraktur komplett verheilt sein.

2. Welche Frakturformen kennen Sie?

- **Querfraktur:** einfache, querverlaufende Fraktur durch direkte Krafteinwirkung auf feststehende Extremität
- **Schrägfraktur:** schrägverlaufende Frakturlinie bei ähnlichem Unfallgeschehen wie bei der Querfraktur
- **Spiral/Torsionsfraktur:** spiralförmig verlaufende Fraktur durch indirekte Krafteinwirkung auf feststehende Extremität (Rotationskräfte)
- **Berstungsfraktur:** nur am Schädel, sternförmige Frakturlinien durch stumpfe Gewalteinwirkung
- **Kompressionsfraktur:** Gewalteinwirkung auf die Körperlängsachse, Wirbelkörperfrakturen
- **Abrissfraktur:** durch plötzliche Krafteinwirkungen auf Ansatzstellen von Muskeln und Bändern, z.B. Tuberositas tibiae (Lig. patellae), Tuberositas ossis metatarsalis V (Sehnen des M. peroneus brevis) bei Suppinationstrauma
- **Abscherfraktur:** Meißelfraktur bei Stauchungen, z.B. Tibia, prox. Radiusköpfchen
- **Grünholzfraktur:** kindliche Fraktur mit intaktem Periost
- **Ermüdungsfraktur:** durch ständige monotone Belastung, z.B. Marschfraktur der Mittelfußknochen
- **Pathologische Fraktur:** Fraktur ohne adäquates Trauma, besonders häufig bei Knochenmetastasen

3. Beschreiben Sie den Aufbau des Fußskeletts!

Das Fußskelett lässt sich in **Fußwurzelknochen** (**Ossa tarsalia**), **Mittelfußknochen** (**Ossa metatarsalia**) und **Zehenknochen** (**Ossa digitorum**) unterteilen.

Die Mittelfußknochen werden von medial nach lateral mit I-V durchnummeriert. Ähnlich wie an den Mittelhandknochen unterscheidet man zwischen Basis (**Basis ossis metatarsalis**), Schaft (**Corpus ossis metatarsalis**) und Kopf (**Caput ossis metatarsalis**). Die Zehenknochen, auch **Phalanges** genannt, sind ebenfalls wie die Finger gegliedert. Wie der Daumen hat auch die Großzehe (**Hallux**) zwei Ossa digitorum. Die übrigen Zehen besitzen drei Glieder: **Phalanx proximalis**, **Phalanx media** und **Phalanx distalis**.

4. Welche verschiedenen Knochenformen kennen Sie? Was versteht man unter funktionellem Knochenbau?

Die Knochen, die in ihrer Gesamtheit das Skelett bilden, gehören neben bestimmten bindegewebigen sowie knorpeligen Elementen und Bändern zum **passiven Bewegungsapprat**. Der **aktive Bewegungsapparat** wird durch die gesamte **Skelettmuskulatur** repräsentiert. Die Knochen werden nach ihrer äußeren Form unterteilt in:

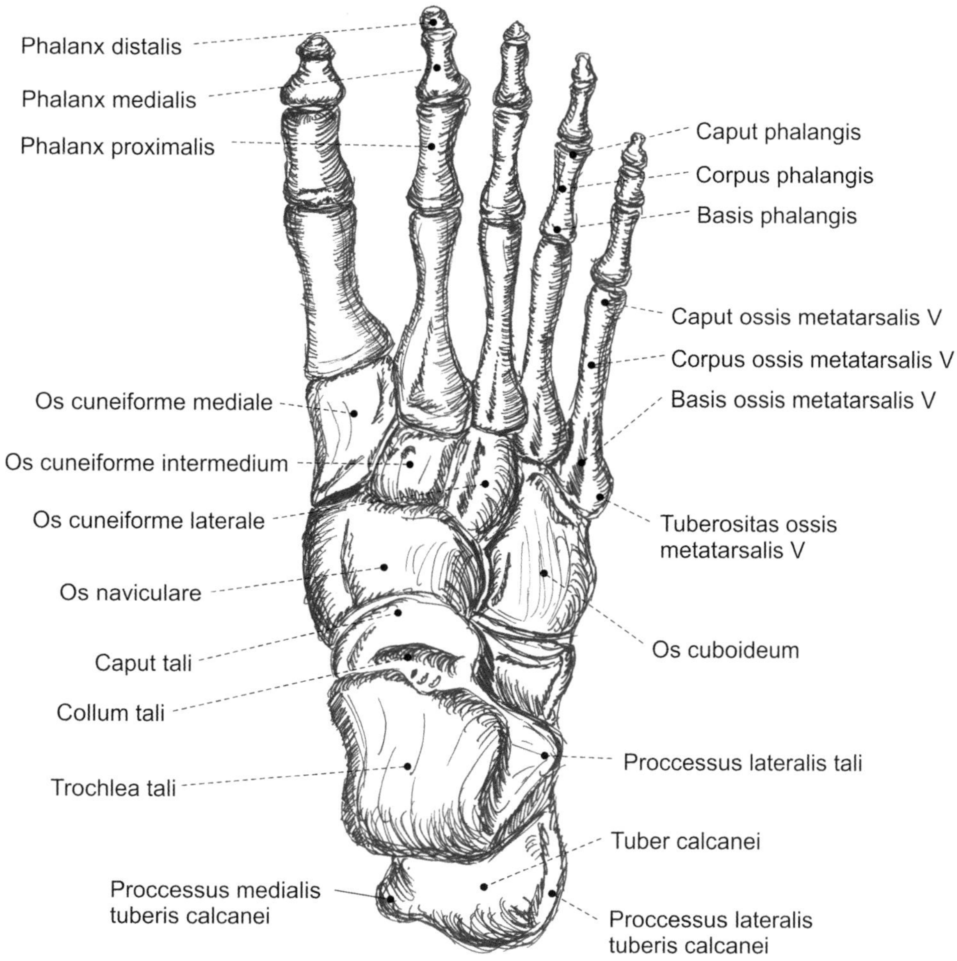

Abbildung 15.3: Skelett des rechten Fußes von oben.

- **Ossa brevia** (kurze Knochen): z.B. Hand- und Fußwurzelknochen
- **Ossa longa** (lange Knochen): lange Röhrenknochen, z.B. Os femoris
- **Ossa plana** (platte Knochen): z.B. Sternum, Scapula, Os parietale
- **Ossa irregularia** (alle Knochen, die nicht in die o.g. Schemata passen): z.B. Os sphenoidale, Os temporale, Gehörknöchelchen

Die **langen Röhrenknochen** (Femur, Humerus, Tibia, etc.) gelten als Prototypen und eignen sich am besten, um den Aufbau der Knochen zu beschreiben. Man unterscheidet bei langen Knochen folgende **4 Abschnitte**:

- **Epiphyse:** Gelenkende in der Regel mit hyalinem Knorpel überzogen
- **Epiphysenfuge:** Wachstumszone des Knochens. Bleibt während der gesamten Dauer des Längenwachstums erhalten. Verknöchert später.
- **Diaphyse:** Mittelstück, Schaft. Verbindet beide Epiphysen miteinander. Enthält die Cavitas medullaris mit rotem Knochenmark (Blutbildung). Den an die Epiphysenfuge grenzenden Bereich der Diaphyse nennt man Metaphyse.
- **Apophyse:** Muskelansatzstelle. Knochenauswüchse, die als Anheftungsstellen für die großen Muskeln dienen (z.B. Trochanter major des Femur).

Ein **funktioneller Knochenbau** ist essentiell für unsere Beweglichkeit. Man muss sich vor Augen halten, dass unser Skelett **hohe mechanische Belastungen** ertragen muss, dabei aber gleichzeitig auch möglichst leicht sein soll. Bei uns Menschen macht das **Gewicht des Skeletts** ungefähr **10 % des Körpergewichtes** aus, also ca. 7 kg. Unsere **Muskulatur** macht ungefähr **40 % des Gesamtkörpergewichtes** aus. Die funktionelle Knochenbauweise wird durch die (fast) ausschließliche Verwendung von **Lamellenknochen** erreicht. Er besitzt eine **höhere Biege-, Zug- und Druckfestigkeit** als Geflechtknochen und hat somit optimale mechanische Eigenschaften. Hinzu kommt, dass die **Anordnung** des Knochens immer **in Richtung der größten Druck- und Zugspannungen** erfolgt und dass an Stellen mit weniger mechanischer Belastung Knochenmaterial eingespart wird. Dieses Prinzip wird als **trajektorielle Bauweise** bezeichnet.

MERKE: Der Knochen ist **keine statische Struktur**, sondern **lebendig**! Daher passt sich ein Knochen immer den jeweiligen gegebenen Druck-, Zug- und Biegebeanspruchungen an. Außerdem ist er nach Frakturen in der Lage sich wieder zu regenerieren!

ANAMNESE

Bei der klinischen Untersuchung einer 72-jährigen Patientin fällt Ihnen im Rahmen der Auskultation des Herzens ein rauhes, systolisches Geräusch auf, das Sie im 2. ICR parasternal rechts am lautesten hören. Das Geräusch wird auch in die Karotiden fortgeleitet. Bei der Auskultation der Lungen ist das Geräusch ebenfalls zu hören. Beim Auflegen Ihrer Hand auf den linken Brustkorb der Patientin spüren Sie einen hebenden Herzspitzenstoß. Der übrige klinische Untersuchungsbefund ist unauffällig. In der Krankengeschichte der Patientin finden sich ein arterieller Hypertonus sowie eine Linksherzinsuffizienz.

FRAGEN

1. **Beschreiben Sie den Aufbau des Herzens. Gehen Sie dabei auf die Herzbinnenräume und die Herzklappen ein und erklären Sie die verschiedenen Phasen der Herzaktion!**

2. **Was sind Herztöne, was sind Herzgeräusche?**

3. **Nach welchen Kriterien lassen sich Herzgeräusche klassifizieren?**

4. **Welche Orientierungslinien zur Auskultation lassen sich am Thorax finden?**

LÖSUNG

1. Beschreiben Sie den Aufbau des Herzens. Gehen Sie dabei auf die Herzbinnenräume und die Herzklappen ein und erklären Sie die verschiedenen Phasen der Herzaktion!

Das Herz ist ein muskuläres Hohlorgan, das durch ein Septum cordis (Herzscheidewand) in eine linke und rechte Hälfte geteilt ist. Die linke Seite befördert Blut in den Körperkreislauf, die rechte Seite des Herzens versorgt den Lungenkreislauf. Jede Hälfte ist weiterhin in einen Vorhof, Atrium, und eine Kammer, Ventriculus, unterteilt. Entsprechend dieser Unterteilung wird das Septum cordis im Bereich der Vorhöfe **Septum interatriale** und im Bereich der Kammern **Septum interventriculare** genannt. Vorhöfe und Kammern sind auf Höhe der Ventilebene durch Klappen, Valvae atrioventriculares, voneinander getrennt. Am Übergang der Ventrikel zu den großen Gefäßstämmen (Truncus pulmonalis und Arcus aortae) befinden sich ebenfalls Klappen, **Valva trunci pulmonalis** und **Valva aortae**. Man unterscheidet grundsätzlich zwischen Segel- und Taschenklappen. Die Valvae atrioventriculares sind Segelklappen, während die Valva trunci pulmonalis und die Valva aortae Taschenklappen darstellen. Die

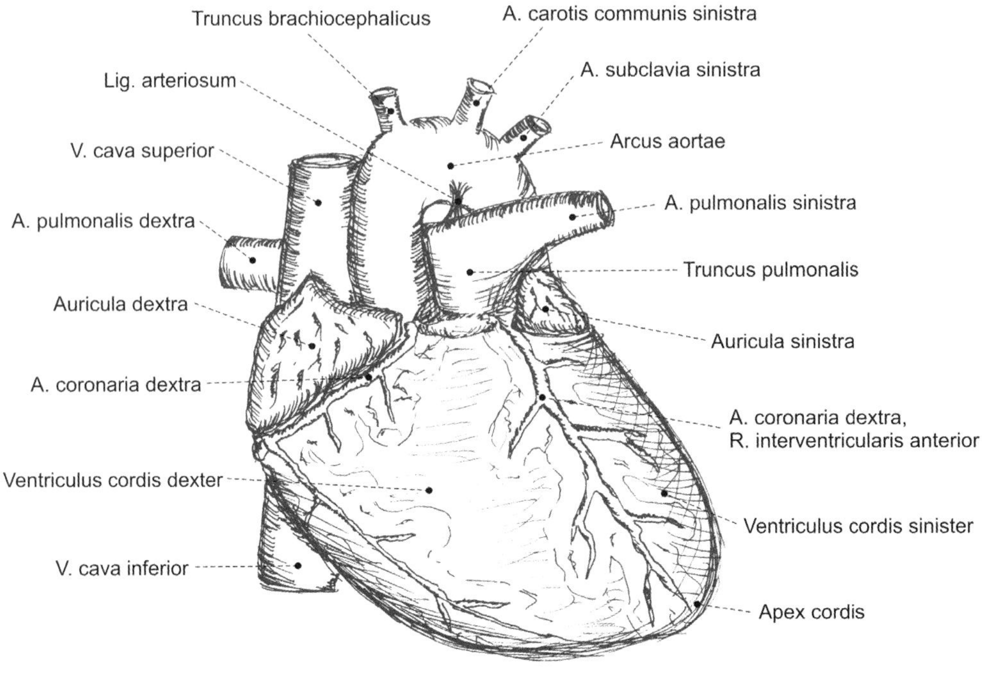

Abbildung 16.1: Facies sternocostalis des Herzens.

Klappen haben eine Ventilfunktion und spielen für die koordinierte Herzaktion eine bedeutende Rolle.
Die beiden Herzhälften versorgen zwei von einander getrennte Blutkreisläufe. Die rechte Seite speist den Lungenkreislauf (auch kleiner Kreislauf genannt) und die linke Seite den Körperkreislauf (oder auch großer Kreislauf). Die beiden Kreisläufe besitzen mit 9-18 mm Hg (Pulmonalarterie) und 90-140 mm Hg (Aorta) ganz unterschiedliche Druckverhältnisse. Daraus ergibt sich, dass die Wanddicken der beiden Ventrikel ebenso unterschiedlich sind. Die Wand des **rechtes Ventrikels** beträgt bis **5 mm**, die Wand des **linken Ventrikels** bis zu **14 mm**. Werden diese Werte überschritten, spricht man von einer Wandhypertrophie. Das normale Herzgewicht beträgt (in Abhängigkeit von Geschlecht und Körpergröße) circa 300-400 g. Bei Hypertrophien kommt es zu einem Anstieg des Herzgewichtes. Nach LINZBACH (1948, Pathologe in Göttingen) beträgt das kritische Herzgewicht 500 g, d.h. bei Herzen mit einem Gewicht über 500 g wird das Myokard nur noch bedingt adäquat durchblutet.

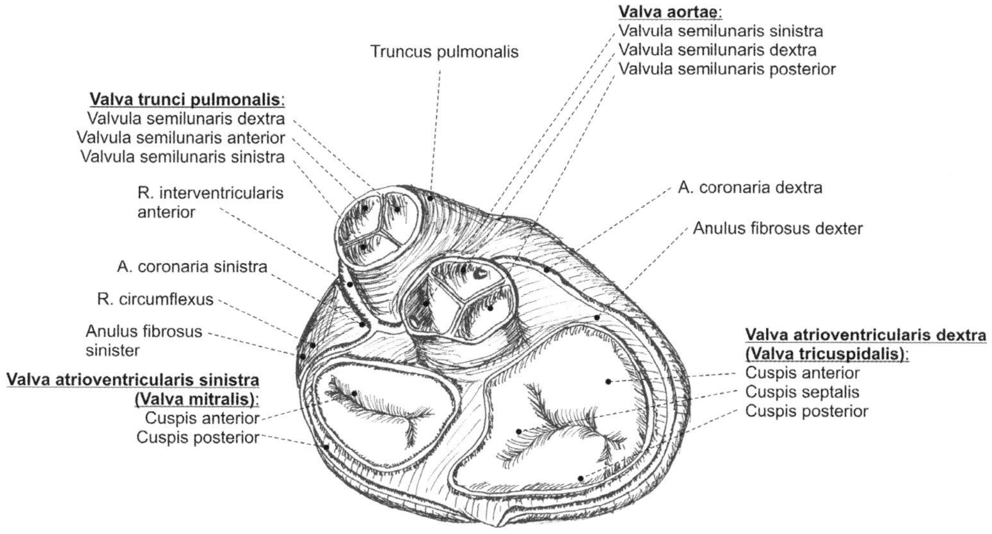

Abbildung 16.2: Ansicht der Ventilebene mit Klappen und Koronargefäßen nach Entfernung der Vorhöfe.

Die Herzaktion läuft im wesentlichen in zwei Phasen ab, der **Systole** und der **Diastole**. Die **Systole** stellt die **Kontraktionsphase** und die **Diastole** die **Entspannungsphase** dar. Es macht Sinn diese beiden Phasen weiter zu unterteilen in:

- **Systole**
  - **Anspannungsphase:** zwischen dem Schließen der Segelklappen und dem Öffnen der Taschenklappen. Volumen ist konstant, der Druck innerhalb der Ventrikel steigt, bis der Druck des Truncus pulmonalis bzw. der Aorta überschritten wird und die Taschenklappen geöffnet werden.
  - **Austreibungsphase:** zwischen dem Öffnen und Schließen der Taschenklappen
- **Diastole**
  - **Erschlaffungsphase:** zwischen dem Schließen der Taschenklappen und dem Öffnen der Segelklappen. Volumen ist konstant, der Druck innerhalb der Ventrikel fällt, bis der Druck er Vorhöfe unterschritten ist und sich die Segelklappen öffnen.
  - **Füllungsphase:** zwischen Öffnen und Schließen der Segelklappen. Größter Anteil an der Ventrikelfüllung durch Senkung der Ventilebene. Vorhofkontraktion wirkt unterstützend.

2. Was sind Herztöne, was sind Herzgeräusche?

Der 1. Herzton entsteht durch die Kontraktionen der Kammermuskulatur während der Anspannungsphase und ist ein langes, dumpfes Geräusch. Er entsteht nicht durch den Schluss der Segelklappen; dieser ist nicht hörbar!

> **MERKE:** Grundsätzlich gilt: Herztöne sind physiologische „Geräusche", die im Rahmen der Herzaktionen entstehen. Herzgeräusche sind pathologische „Geräusche". Sie entstehen in der Regel durch Erkrankungen der Herzklappen.

Der kurze und helle 2. Herzton entsteht durch das „Zuschlagen" der Taschenklappen zu Beginn der Erschlaffungsphase. Er ist ein Klappenschlusston!

3. Nach welchen Kriterien lassen sich Herzgeräusche klassifizieren?

Bei Herzgeräuschen wird zwischen dem Zeitpunkt, dem Ort der Auskulation und der Lautstärke unterschieden. Aus diesen Befunden ergeben sich meist die Ursachen des jeweiligen Herzgeräusches. Herzgeräusche finden sich in sowohl in der Systole, als auch in der Diastole. Man spricht daher von **Systolikum** und **Diastolikum**. Weiterhin ist es wichtig, wo das Geräusch am lautesten zu hören ist. Daher ist eine genaue Kenntnis der Auskultationspunkte der verschiedenen Herzklappen besonders wichtig. Das Zentrum der Herzfigur projiziert sich auf den 3. ICR links, zwei Querfinger parasternal. Hier lassen sich annähernd alle Hertöne und auch die meisten Herzgeräusche wahrnehmen. Die Klappen werden im speziellen an folgenden Stellen auskultiert:

- Valva aortae: 2. ICR rechts parasternal
- Valva trunci pulmonalis: 2. ICR links parasternal
- Valva atrioventricularis sinistra (mitralis): 5. ICR links in der Medioklavikularlinie
- Valva atrioventricularis dextra (tricuspidalis): 5. ICR rechts parasternal

Mit dem Zeitpunkt während der Herzaktion und der betroffenen Klappe lässt sich meist schon auf die Ursache des Geräusches schließen. Als Ursachen kommen entweder Klappenstenosen oder Klappeninsuffizienzen in Frage. Stenosen bezeichnen Verengungen der Klappen und Insuffizienzen den gestörten Schluss der Klappen. Häufig liegen auch kombiniert Vitien vor.
Bei einem Geräusch mit Punctum maximum im 2. ICR rechts parasternal und Fortleitung in die Karotiden ist am ehesten von einer Aortenstenose auszugehen. Dafür spricht auch der hebende Herzspitzenstoß, der als Zeichen einer linksventrikulären Hypertrophie zu bewerten ist.

4. Welche Orientierunglinien lassen sich am Thorax finden?

Von ventral nach dorsal unterschiedet man :

- Linea mediana anterior (Vordere Medianlinie)
- Linea sternalis (Sternallinie)
- Linea parasternalis (Parasternallinie)
- Linea medioclavicularis (Medioklavikularlinie)
- Linea axillaris anterior (Vordere Axillarlinie)
- Linea axillaris media (Mittlere Axillarlinie)
- Linea axillaris posterior (Hintere Axillarlinie)
- Linea scapularis (Skapularlinie)
- Linea paravertebralis (Paravertabrallinie)
- Linea mediana posterior (Hintere Medianlinie)

ANAMNESE

Ein 56-jähriger Mann stellt sich bei Ihnen wegen seit längerer Zeit bestehenden Bauchschmerzen vor. Er gibt an, dass er zudem unter Appetitlosigkeit und Übelkeit leidet. Auf weiteres Befragen erzählt Ihnen der Patient, dass auch hin und wieder erbrechen müsste und das Erbrochene wie „Kaffeesatz" aussah. Außerdem sei sein Stuhl in letzter Zeit häufig schwarz gefärbt, was ihm nun doch langsam Sorgen machen würde. Der Patient ist starker Raucher und nimmt aufgrund häufiger Kopfschmerzen regelmäßig Aspirin ein. Die weitere Krankengeschichte ist unauffällig. Um die Ursache der Symptome abzuklären, schicken Sie den Patienten zu einer Gastroskopie. Im Rahmen dieser Untersuchung wird beim dem Patienten ein Ulcus ventriculi diagnostiziert. Im Randbereich des Ulcus wird eine Biopsie entnommen, die folgende Histologie zeigt.

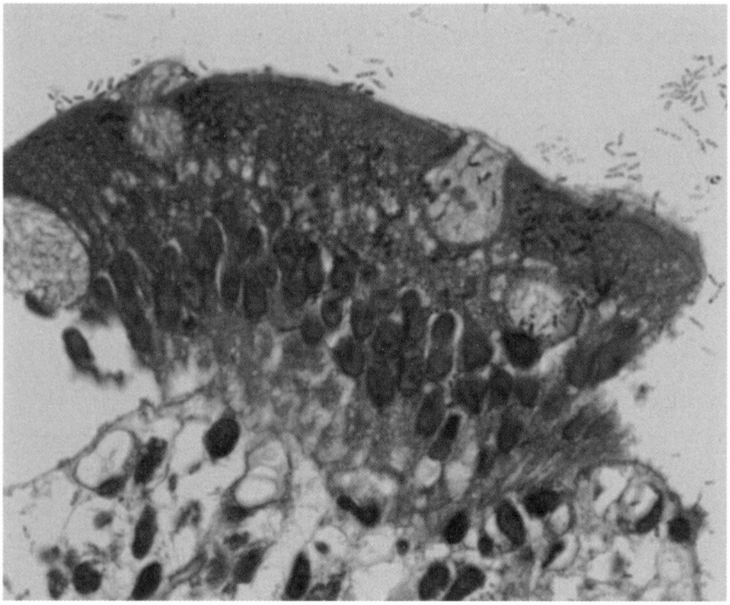

Abbildung17.1: Histologie einer Magenbiopsie aus dem Randbereich eines Ulcus ventriculi. Schleimhautabschnitt mit Becherzellen und stäbchenförmigen Bakterien. Toluidinblau-Färbung, 63x.

FRAGEN

1. **Beschreiben Sie den makroskopischen und mikroskopischen Aufbau des Magens unter funktionellen Gesichtspunkten!**

2. **Erklären Sie die Symptome des Patienten. Welche Befunde lassen sich anhand der Biopsie erheben?**

LÖSUNG

1. Beschreiben Sie den makroskopischen und mikroskopischen Aufbau des Magens unter funktionellen Gesichtspunkten!

Der Magen (**Gaster** oder **Ventriculus**) stellt ein muskulöses Hohlorgan dar, in dem der Speisebrei einige Zeit gespeichert und durchmischt wird und in dem die Aufschließung der Nahrungsbestandteile (insbesondere der Proteine) beginnt. Seine Länge beträgt ungefähr 25-30 cm und sein Fassungsvermögen ca. 1500 cm^3. Makroskopisch lässt sich der Magen in eine **Pars cardiaca** (Cardia), einen **Fundus gastricus**, ein **Corpus gastricum** sowie eine **Pars pylorica** gliedern. Er besitzt eine Paries anterior (Vorderwand) und eine Paries posterior (Hinterwand). Bei der Ansicht von ventral bildet die linke Magenseite einen großen Bogen, Curvatura major. Der rechte Rand bildet eine Curvatura minor als direkte Verlängerung der Speiseröhre. Am eröffneten Magen lassen sich grobe Schleimhautfalten, **Plicae gastricae**, erkennen. Im Bereich der Curvatura minor verlaufen die Falten in Längsrichtung und bilden die so genannte Magenstraße. In allen anderen Bereichen des Magens sind die Falten unregelmäßig angeordnet. Damit der Speisebrei den Magen nicht unkontrolliert verlassen kann, gibt es zwei Schließmus-

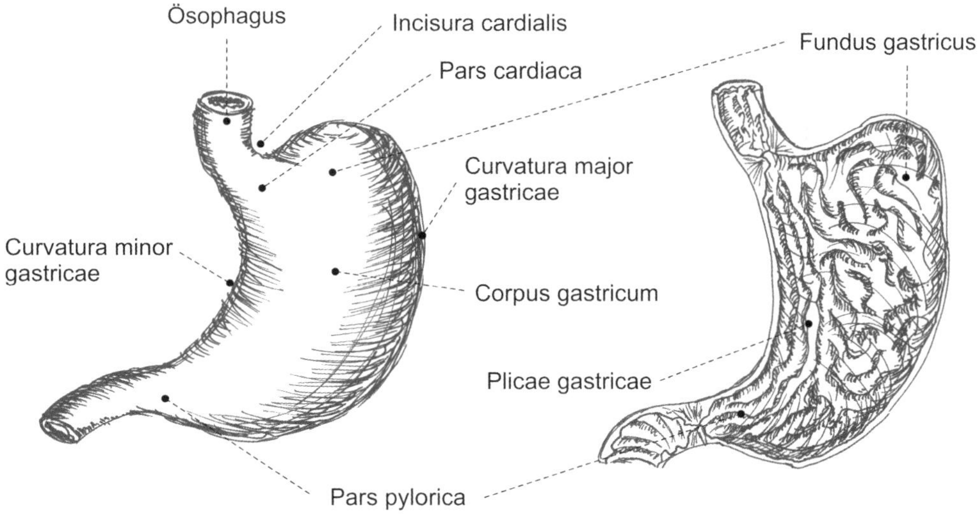

Abbildung 17.2: Die verschiedenen Magenabschnitte und Innenansicht des Magenschleimhautreliefs von ventral.

keln. Ein oberer Schließmuskel befindet sich dort, wo der Ösophagus in die Pars cardiaca des Magens übergeht. Dieser Sphinkter verhindert einen Reflux von Mageninhalt in den Ösophagus. In der Pars pylorica, im Bereich des gastroduodenalen Übergangs, befindet sich ein weiterer Schließmuskel, **Musculus sphincter pylori**, der dafür sorgt, dass intermittierend Speisebrei in den Dünndarm abgegeben wird.

MERKE: Grundsätzlicher Wandaufbau des Verdauungstraktes (von innen nach außen):

- **Tunica mucosa** (Mucosa) mit Lamina epithelialis, Lamina propria, Lamina muscularis mucosae
- Tela submucosa
- **Tunica muscularis** (Muscularis) mit Stratum circulare und Stratum longitudinale
- **Tunica adventitia** (Adventitia) bei extraperitonealen Abschnitten oder Tela subserosa und **Tunica serosa** (Serosa) bei intraperitoneal gelegenen Abschnitten

Der histologische Aufbau des Magens ist an die funktionellen Anforderungen angepasst (dies gilt im übrigen für den histologischen Aufbau aller Organe!). Der Magen ist ein Speicherorgan für die Nahrung und er besitzt zudem die Aufgabe, den Speisebrei zu durchmischen. Die Aufgabe wird durch die muskuläre Wand des Magens übernommen. Die Tunica mucosa des Magens ist hochaufgebaut und mit einem einschichtigen hochprismatischen Oberflächenepithel ausgekleidet. Die Oberfläche ist von einer viskösen Schleimschicht überzogen, die das darunter liegende Epithel und die Magenwand vor mechanischen, thermischen, chemischen (Salzsäure) und enzymatischen Schädigungen schützt. Die Oberfläche des Magens besitzt mikroskopisch kleine Grübchen (**Foveolae gastricae**), welche die Mündungen der Magendrüsen darstellen. Die Sekretion des Magensaftes mit den Verdauungsenzymen und vor allem der Salzsäure ist die zweite wichtige Funktion des Magens. Diese Aufgabe wird von den Magendrüsen, Glandulae gastricae propriae, übernommen. Die Salzsäure schafft dabei einen optimalen pH-Wert für Verdauungsenzyme und stellt gleichzeitig eine natürliche Barriere für Mikroorganismen dar, die mit der Nahrung aufgenommen werden. Die **Glandulae gastricae propriae** finden sich hauptsächlich im Fundus und Corpus des Magens. Den histologischen Aufbau der Magendrüsen finden Sie in Abbildung 17.3 dargestellt. In den Drüsenschläuchen des Magens lassen sich folgende Zelltypen finden:

- **Oberflächenepithel**: Foveolae gastricae; Produktion von Oberflächenschleim
- **Nebenzellen**: Isthmus, Vervix; Schleimbildung
- **Belegzellen** (Parietalzellen): Cervix, Hauptteil der Drüsen; HCl, Intrinsic-Faktor (für Vit. B12 Resorption im Ileum)
- **Hauptzellen**: Drüsengrund; Pepsinogen, Kathepsin
- **endokrine Zellen**: basale Drüsenabschnitte; Serotonin, Histamin, Gastrin

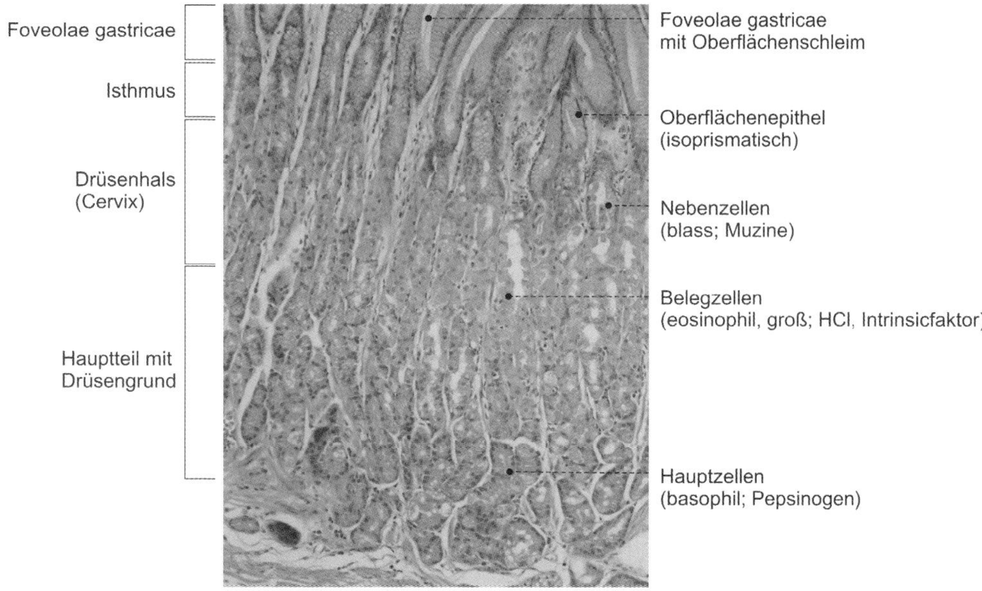

Abbildung 17.3: Drüsen des Magens. Senkrechter Schnitt durch die Fundusschleimhaut. Färbung: HE, Vergrößerung 20x.

2. Erklären Sie die Symptome des Patienten. Welche Befunde lassen sich anhand der Biopsie erheben?

Zunächst zum Fall. Die immer wiederkehrenden Bauchschmerzen verbunden mit Übelkeit und Erbrechen deuten auf das Vorliegen einer chronischen Gastritis. Weiterhin spricht der Patient von kaffeesatzartigem Erbrechen (Hämatemesis) und Teerstuhl (Meläna). Beides sind Anzeichen für eine Magenblutung. Gastroskopisch wurde bei dem Patienten ein Ulcus ventriculi diagnostiziert, das sich häufig auf dem Boden einer chronischen Gastritis entwickelt. Blutungen aus dem Ulcus sind dabei nicht selten und können, je nach Ausmaß, mitunter lebensbedrohlich werden. Dass der Patient raucht und Aspirin einnimmt, passt zu der Erkrankung, denn beides gehört zu den Risikofaktoren. Hauptrisikofaktor ist allerdings eine Infektion mit **Helicobacter pylori**, doch später dazu mehr. Neben Blutungen und Perforationen des Magens ist die Entwicklung eines Magenkarzinoms aufgrund der chronischen Entzündung und der Umwandlungsprozesse innerhalb des Epithels, besonders im Randbereich eines Ulcus, eine gefürchtete Komplikation.

Man unterscheidet folgende Formen der chronischen Gastritis:

- **Typ-A-Gastritis**: ca. 5 % der Fälle; autoimmunvermittelt mit Antikörperbildung gegen Belegzellen und Intrinsic-Faktor
- **Typ-B-Gastritis**: ca. 85 % der Fälle; bakterielle Gastritis, hauptsächlich durch Helicobacter pylori verursacht, Eradikation durch gezielte Antibiose als Therapie der Wahl
- **Typ-C-Gastritis**: chemisch-toxisch induziert, häufig durch Medikamente oder Gallensäurenreflux

Im Rahmen der Gastroskopie ist auch eine Biopsie aus dem Randbereich des Ulcus entnommen worden. Man erkennt zahlreiche stäbchenförmige Bakterien im Oberflächenschleim sowie zwischen den Epithelzellen. Bei diesen Bakterien handelt es sich um **Helicobacter pylori**, die sich in bis zu 85 % aller Ulcera ventriculi nachweisen lassen. Weiterhin sollte Ihnen aufgefallen sein, dass es Becherzellen gibt, die Sie normalerweise nicht in der Magenschleimhaut finden. Durch die chronische Entzündung kommt es jedoch zu einer so genannten intestinalen Metaplasie, also einer Umwandlung des Epithels der Magenschleimhaut in eine Epithelform wie man sie im Dünndarm (z.B. im Duodenum) findet. Die intestinale Metaplasie des Magens ist gekennzeichnet durch den Verlust der hochdifferenzierten Glandulae gastricae, dem Auftreten von Becherzellen sowie dem Auftreten von Paneth-Körnerzellen. Durch das Fortschreiten der Entzündung kommt es zur Entstehung von intraepithelialen Neoplasien, die im weiteren Verlauf in ein Adenokarzinom des Magens übergehen können. Daher ist aus pathologischer Sicht besonders die Beurteilung des Randbereiches der Ulcera wichtig, da sich dort relativ häufig Adenokarzinome entwickeln. Dank der zwei Australier Barry J. Marshall und J. Robin Warren weiß man heute, dass das Bakterium Helicobacter pylori eine große Rolle bei der Entstehung von Gastritiden, Ulcera und vor allem Magenkarzinomen spielt. Für ihre Entdeckungen bekamen sie beide 2005 den Nobelpreis für Medizin. Allerdings war die Fachwelt anfangs von ihrer Hypothese nicht überzeugt, denn man nahm an, dass Bakterien im sauren Millieu des Magens nicht überleben könnten. Zu dieser Zeit ging man davon aus, dass Gastritiden und Ulcera durch Stress, scharfe Speisen und andere chemische und toxische Substanzen verursacht werden. Zur Widerlegung dieser Hypothese und zur Bestätigung seiner eigenen Hypothese, infizierte sich Barry J. Marshall 1984 heimlich selbst mit Helicobacter pylori, indem er eine Bakterienlösung trank. Er zeigte kurze Zeit später die klassischen Symptome einer Gastritis und eine Gastroskopie, die ein Kollege bei ihm durchführte, sicherte die Diagnose. Magengeschwüre entwickelten sich bei ihm allerdings nicht, denn als seine Frau Wind von seinen heimlichen Experimenten bekam, stellte sie ihn vor Wahl: Antibiose oder Single-Dasein. Er entschied sich Antibiotika einzunehmen und konnte so seine Gastritis heilen. Mittlerweile ist die Eradikationstherapie mit Antibiotika bei positivem Nachweis von Helicobacter pylori der Standard bei der Behandlung von chronischen Gastritiden und Ulcera des Magens.

ANAMNESE

Eine 23-jähriger junger Mann stellt sich mit zunehmenden Schmerzen im Bereich beider Kieferwinkel bei seinem Zahnarzt vor. Er gibt an, dass er seit einiger Zeit merke, dass seine „Weisheitszähne“ durchbrechen würden und er zunehmend darunter leide. Zudem sagt er, dass er das Gefühl habe, die durchbrechenden Zähne würden schief stehen. Der Zahnarzt lässt eine so genannte Panorama-Aufnahme beider Zahnreihen anfertigen und bespricht die Befunde mit dem Patienten.

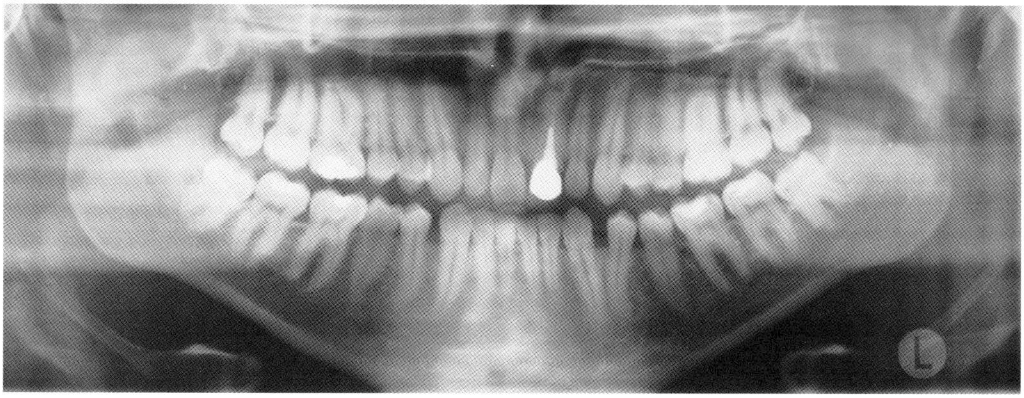

Abbildung 18.1: Panorama-Aufnahme der oberen und unteren Zahnreihen.

FRAGEN

1. **Welche anatomischen Strukturen lassen sich in der Abbildung erkennen?**

2. **Beschreiben Sie den Aufbau des menschlichen Gebisses! Welche verschiedenen Zahnformen kennen Sie?**

3. **Wann kommt es gewöhnlich zum Durchbruch der verschiedenen Zähne?**

4. **Beschreiben Sie den mikroskopischen und makroskopischen Aufbau der Zähne! Gehen Sie dabei auch auf die Zahnentwicklung ein!**

LÖSUNG

1. Welche anatomischen Strukturen lassen sich in der Abbildung erkennen?

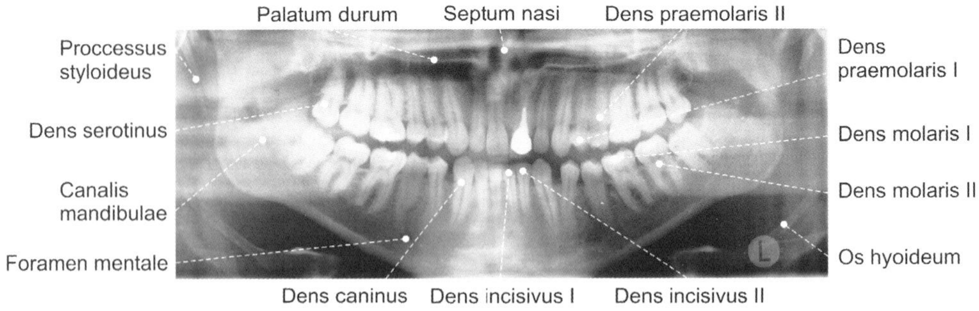

Abbildung 18.2: Panorama-Aufnahme des Ober- und Unterkiefers. Die zu erkennenden Strukturen sind markiert.

2. Beschreiben Sie den Aufbau des menschlichen Gebisses! Welche verschiedenen Zahnformen kennen Sie?

Unser Gebiss zeichnet sich durch zwei Besonderheiten aus: es besteht aus verschiedenen Zahnformen (**heterodont**) und aus zwei verschiedenen Generationen von Zähnen (**diphydont**). Die Zähne sind hinsichtlich ihrer Form und Funktion unterschiedlich. Folgende Zahntypen werden unterschieden:

- **Dentes incisivi** (Schneidezähne)
- **Dentes canini** (Eckzähne)
- **Dentes praemolares** (Prämolare)
- **Dentes molares** (Molare)
  - **Dentes serotini** (Weisheitszähne) als Sonderform der Dentes molares

Bei den zwei verschiedenen Generationen von Zähnen spricht man von **Dentes decidui** (Milchzähne) und von **Dentes permanentes** (bleibende Zähne). Das Milchgebiss des Menschen besteht aus insgesamt 20 Dentes decidui. Sowohl die Dentes decidui, als auch die Dentes permanentes werden in der zahnmedizinischen Praxis mit Hilfe einer **Zahnformel** angegeben, die eine internationale Nomenklatur (nach der Fédération Dentaire Internationale) darstellt. Nach dieser Formel wird das Gebiss in Quandranten unterteilt und mit einer Zahl versehen.

- **Maxilla**: rechts 1, links 2 (Dentes permanentes); rechts 5, links 6 (Dentes decidui)
- **Mandibula**: links 3, rechts 4 (Dentes permanentes); links 7, rechts 8 (Dentes decidui)

Die Zähne werden ausgehend von der Mittellinie von 1-8 bei Dentes permanentes, bzw. von 1-5 bei Dentes decidui durchnummeriert. Damit ergeben sich folgende Zahnschemata:

Dentes permanetes		**Dentes decidui**	
Maxilla rechts: 1 18 17 16 15 14 13 12 11	Maxilla links: 2 21 22 23 24 25 26 27 28	Maxilla rechts: 5 55 54 53 52 51	Maxilla links: 6 61 62 63 64 65
Mandibula rechts: 4 48 47 46 45 44 43 42 41	Mandibula links: 3 31 32 33 34 35 36 37 38	Mandibula rechts: 8 85 84 83 82 81	Mandibula links: 7 71 72 73 74 75

Die Zähne sind weiterhin mit verschiedenen Lagebezeichnungen versehen, um eine Orientierung zu erleichtern. Hier eine kleine Zusammenfassung:

- **bukkal**: der Wange zugewandt
- **labial** (vestibulär): den Lippen (dem Vestibulum oris) zugewandt
- **lingual**: der Zunge zugewandt (bei Unterkieferzähnen)
- **palatinal**: dem Gaumen zugewandt (bei Oberkieferzähnen)
- **mesial**: zur Mittellinie zugewandt (dem Scheitelpunkt des Zahnbogens)
- **distal**: nach hinten gewandt (dem Ende des Zahnbogens)
- **apikal**: zur Zahnwurzelspitze hin
- **zervikal**: zum Zahnhals hin
- **okklusal**: zur Kaufläche hin

3. Wann kommt es gewöhnlich zum Durchbruch der verschiedenen Zähne?

Der Durchbruch der Zähne ist auf die Individualentwicklung abgestimmt und folgt einem relativ strengen räumlichen und zeitlichen Muster. Allerdings gibt es individuell doch mitunter erhebliche Unterschiede, was die Durchbruchzeiten der Milchzähne und der bleibenden Zähne angeht. Als Faustregel gilt, dass nach 30 Monaten das Milchgebiss ausgebildet ist.

Zahn	Dentes decidui (Monate)	Dentes permanentes (Jahre)
Dens incisivus 1	6-8	7-8
Dens incisivus 2	8-12	8-9
Dens caninus	16-20	11-13
Dens premolaris 1	12-16 (Milchmolar 1)	9-11
Dens premolaris 2	20-24 (Milchmolar 2)	11-13
Dens molaris 1	-	6-7
Dens molaris 2	-	12-14
Dens molaris 3 (Dens serotinus)	-	18-40

Besonders auffällig erscheint die Zeitspanne für den **Dens molaris tertius** (Dens serotinus), da sie von 18-40 Jahren reichen kann. Der Dens serotinus (auch Weisheitszahn genannt) kann bei einigen Menschen nur teilweise angelegt sein oder aufgrund von Platzmangel im Kiefer nicht regelgerecht durchbrechen. In etlichen Fällen kann der Durchbruch der Weisheitszähne auch komplett ausbleiben. Das Durchbrechen der Weisheitszähne bereitet vielen Patienten Schmerzen und es kann zu Schiefstellungen der Dentes serotini kommen. Im vorliegenden Fall ist genau diese beschriebene Problematik aufgetreten. Dem Patienten wird zu einer Extraktion der Dentes serotini geraten.

MERKE: Der Weisheitszahn heißt Weisheitszahn, weil er wie die Weisheit ist: Genau wie die Weisheit kommt er spät oder gar nicht!

4. Beschreiben Sie den mikroskopischen und makroskopischen Aufbau der Zähne! Gehen Sie dabei auch auf die Zahnentwicklung ein!

Prinzipiell sind alle Zähne gleich aufgebaut und werden unterteilt in:

- **Corona dentis** (Zahnkrone)
- **Collum dentis** (Zahnhals)
- **Radix dentis** (Zahnwurzel)

Im Inneren des Zahnes befindet sich die **Cavitas dentis**, die Pulpahöhle. In diesem Raum befindet sich die **Pulpa dentis**, ein Bindegewebe mit Nerven, Blutgefäßen und Lymphgefäßen, das für die Ernährung des Zahnes essentiell ist. Die Zähne werden mit Hilfe des Zahnhalteapparates (**Paradontium**) im Ober- und Unterkiefer verankert. Zum Paradontium gehören:

- **Peridontium** (Wurzelhaut, Desmodont)
- **Alveolarknochen**
- **Gingiva** (Zahnfleisch)
- **Wurzelzement**

Die Entwicklung der Zähne beginnt in der 6. embryonalen Entwicklungswoche mit der Proliferation des Stratum basale des Mundhöhlenepithels. Dabei entsteht eine bogenförmige Zahnleiste, aus der um die 8. Entwicklungswoche die so genannten Zahnknospen aussprossen. In der 9. Woche etwa stülpen sich die Zahnknospen von unten her ein und nehmen eine Kappenform ein (**Kappenstadium**). Die Kappen bestehen aus einer äußeren und einer inneren Schicht, dem **äußeren** und **inneren Schmelzepithel**. Im Inneren der Kappen befindet sich die Schmelzpulpa. In die Einstülpung der Kappen wächst Mesenchym aus der Neuralleiste ein und verdichtet sich zur Zahnpapille, aus der später Dentin und Zahnpulpa hervorgehen. Die Zahnpapille wird vom inneren Schmelzepithel begrenzt und es bildet sich in der Folge zwischen beiden Schichten eine dicke Basalmembran, die **Membrana praeformativa**. Durch weiteres Wachsen der Kappen nimmt die Zahnanlage die Form einer Glocke (**Glockenstadium**) an und orientiert sich parallel zur Zahnleiste, so dass die Kaufläche des zukünftigen Zahnes in Richtung Mundhöhlenepithel gerichtet ist. Das Mesenchym um die Zahnanlage bildet das Zahnsäckchen, **Saccus dentis**. Im 4. Monat geht die Verbindung zwischen Zahnanlage und Zahnleiste verloren und die Hartsubstanzbildung beginnt.

Das **Dentium** (Zahnbein) entstammt dem Gewebe der Zahnpapille. Aus den Mesenchymzellen der Zahnpapille entwickeln sich **Odontoblasten**, die zunächst eine Dentinvorstufe, das **Manteldentin**, und später das **Prädentin** bilden. Durch die Einlagerung von **Hydroxylappatitkristallen** entsteht aus Mantel- und Prädentin reifes **Dentin**. Die Odontoblasten ziehen sich nun nach und nach in die Zahnpapille zurück und produzieren dabei weiterhin Prädentin. Ein zarter Zytoplasmafortsatz der Odontoblasten verbleibt dabei im Prädentin bzw. Dentin und ist als **Tomes-Faser** sichtbar. Die Tomes-Fasern werden vom Dentin eingemauert und bilden die radiär gerichteten Dentinkanälchen. Odontoblasten bleiben zeitlebens erhalten und scheiden Prädentin ab.

Das **Enamelum**, der Schmelz, stammt aus dem Epithel der Zahnleiste. Die Zellen des inneren Schmelzepithels reifen zu teilungsunfähigen **Ameloblasten** (Adamantoblasten,

Enameloblasten) heran und sezernieren die organische Schmelzmatrix sowie Calcium und Phosphat. Die Ameloblasten entwickeln lange Zellfortsätze, **Tomes-Fortsätze**, mit denen die

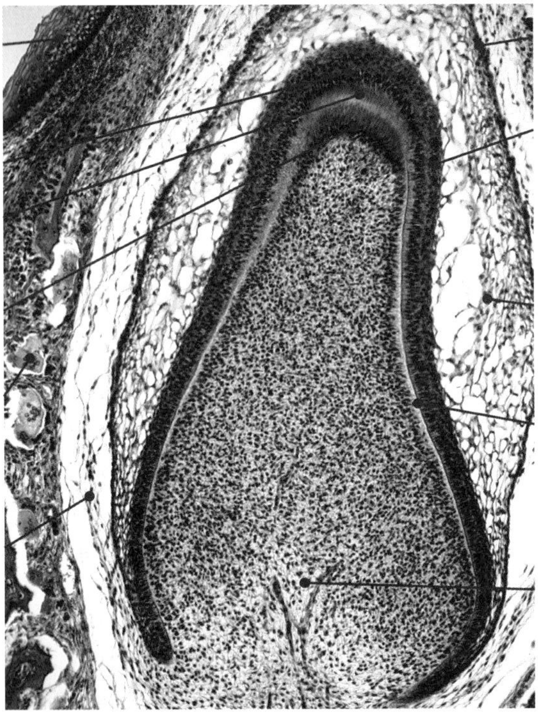

Abbildung 18.3: Zahnentwicklung. Zahn jenseits des Glockenstadiums mit beginnender Dentinbildung. GOLDNER-Färbung, Vergrößerung 25x.

Zellen Schmelzprismen (Apaptitkristalle) bilden. Nach erfolgter Schmelzbildung ziehen sich die Ameloblasten über die Schmelzpulpa in das äußere Schmelzepithel zurück. Auch die Tomes-Fortsätze bilden sich zurück und die Zellen bleiben als Schmelzoberhäutchen (Cuticula dentis) auf der Schmelzoberfläche der Zahnkrone erhalten. Beim Durchbruch der Zähne gehen die Zellen schließlich verloren.

Im Bereich der Zahnwurzel entstehen aus dem Zahnsäckchen **Zementoblasten**, die einen zellarmen Knochen, das **Cementum**, synthetisieren, der das gesamte Wurzeldentin umgibt. Die äußeren Zellen des Zahnsäckchens differenzieren sich über dem Cementum zum **Peridontium** (Wurzelhaut) und zum **Alveolarknochen**.

ANAMNESE

Eine 42-jährige Frau stellt sich bei ihrem Hausarzt vor. Sie gibt an, dass sie seit einiger Zeit an starken Kopfschmerzen leidet und bemerkt hat, dass ihr Gesicht häufig gerötet erscheint. Zudem klagt die Patientin über Ohrenrauschen und häufiges Nasenbluten. In letzter Zeit leidet sie außerdem vermehrt an Muskelkrämpfen. Bei der Untersuchung der Patientin zeigt sich ein massiver arterieller Hypertonus. Eine Blutuntersuchung des Hausarztes zeigt eine ausgeprägte Hypokaliämie und Hypernatriämie bei der Patientin. Im Urin der Patientin lassen sich deutlich erhöhte Aldosteronwerte nachweisen. Der Hausarzt lässt eine Computertomographie durchführen.

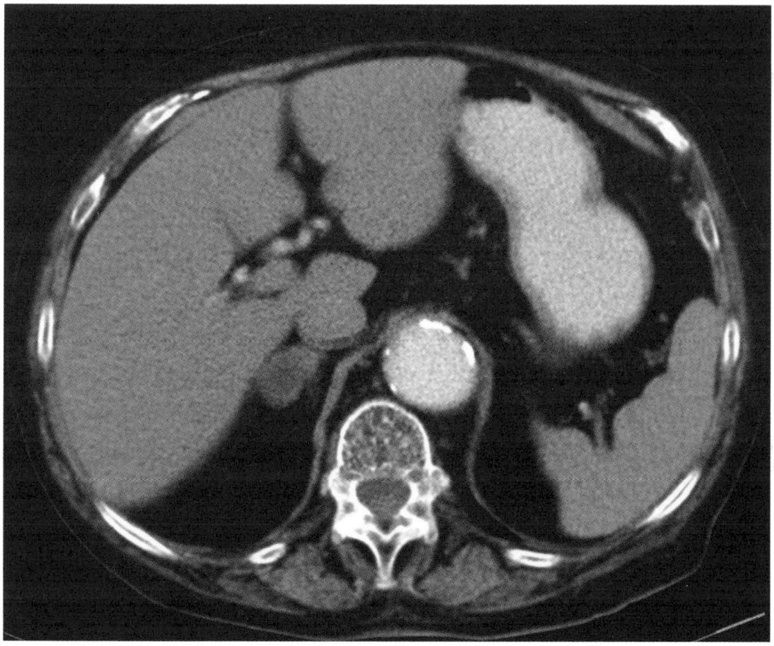

Abbildung 19.1: Computertomographie des Abdomens.

FRAGEN

1. **Welche anatomischen Strukturen sind in der Abbildung zu erkennen?**

2. **Welche pathologischen Befunde können Sie erheben?**

3. **Beschreiben Sie den Aufbau und die Funktion des betroffenen Organs!**

LÖSUNG

1. Welche anatomischen Strukturen sind in der Abbildung zu erkennen?

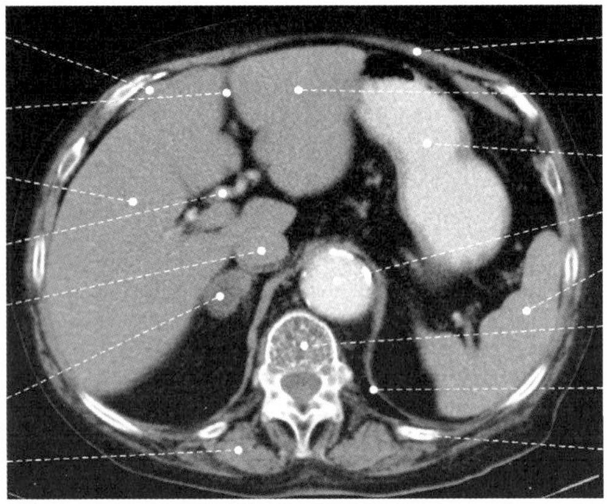

Abbildung 19.2: Computertomographie des Abdomens mit Markierungen der anatomischen Strukturen.

2. Welche pathologischen Befunde können Sie erheben?

Als pathologischer Befund sticht hier eine suprarenale Raumforderung auf der rechten Seite ins Auge. Es handelt sich dabei um einen Tumor der Nebenniere. Eines der Kardinalsymptome der Patientin ist der Bluthochdruck (Hypertonus). Dieses Symptom kann sowohl durch einen Tumor des Nebennierenmarks, das **Phäochromozytom**, als auch durch einen Tumor der Nebennierenrinde hervorgerufen werden. Allerdings sprechen die Elektrolytentgleisungen der Patienten eher gegen ein Phäochromozytom. Aufgrund der homogenen Schnittfläche und der deutlichen Abgrenzung liegt hier am ehesten ein **Nebennierenrindenadenom** vor, also ein gutartiger Tumor der Nebennierenrinde.

3. Beschreiben Sie den Aufbau und die Funktion des betroffenen Organs!

Bei dem betroffenen Organ handelt es sich um die Nebenniere, **Glandula suprarenalis**. Als paariges Organ sitzt die Nebenniere dem oberen Nierenpol auf, ist allerdings nicht mit ihm verbunden. Die Nebenniere ist ein **endokrines Organ** und besteht aus zwei Anteilen, der **Ne-**

bennierenrinde (Cortex) und dem **Nebennieremark (Medulla)**. Während die Rinde ca. 80 % des Gesamtorgans ausmacht, fallen ca. 20 % auf das Mark. Im Nebennierenmark finden sich so genannte **chromaffine Zellen**, die sich in A-Zellen und N-Zellen unterteilen lassen. Die A-Zellen (ca. 80 %) produzieren **Adrenalin**, die N-Zellen (ca. 20 %) produzieren **Noradrenalin**. Beide Katecholamine werden direkt ins Blut abgegeben und wirken systemisch. Die Produktion und Abgabe der Katecholamine wird durch **multipolare Ganglienzellen** im Nebennierenmark kontrolliert. Auf diesen Zellen enden **präganglionäre Fasern** des **Nervus splanchnicus major** und des **Nervus splanchnicus minor**. Somit stellt das Nebennierenmark funktionell ein **sysmpathisches Ganglion** dar.

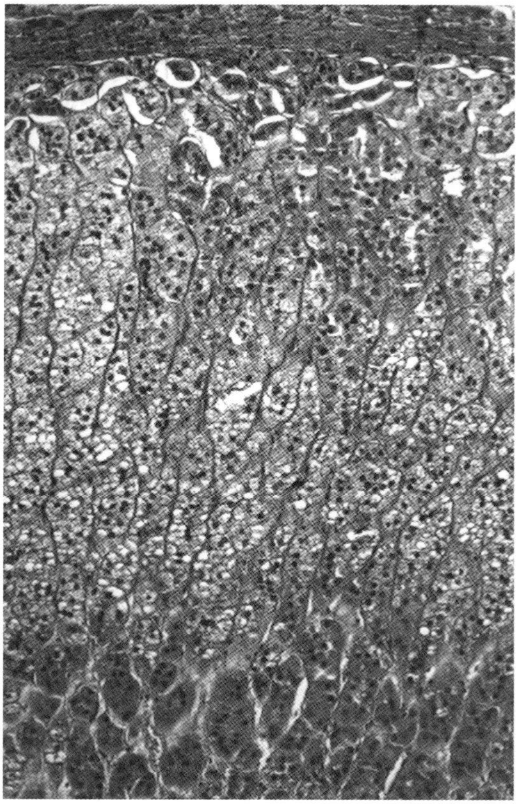

Abbildung 19.3: Histologie der menschlichen Nebennierenrinde. HE-Färbung, Vergrößerung 10x.

Der Aufbau der **Nebennierenrinde** ist komplexer. Im histologischen Präparat der Nebennierenrinde erkennt man, dass die Epithelzellen in Knäueln, Strängen und netzartigen Verbünden angeordnet sind. Anhand dieser morphologischen Charakteristika wird die Nebennierenrinde von außen nach innen in **Zona glomerulosa**, **Zona fasciculata** und **Zona reticularis** unterteilt. In der Zona glomerulosa werden unter der Kontrolle des Renin-Angiotensin-Systems Mineralokortikoide, wie z.B. Aldosteron, produziert. **Zona fasciculata** und **Zona reticularis** stehen unter der Kontrolle des adrenokortikotropen Hormons (**ACTH**) aus der Adenohypophyse und produzieren **Glukokortikoide** (Cortisol, Corticosteron) und **Androgene** (Androstendion).

Als endokrines Organ besitzt die Nebenniere eine besonders ausgeprägte Blutversorgung. Drei Arterien versorgen die Nebenniere:

- **Arteria suprarenalis superior** aus der Arteria phrenica inferior
- **Arteria suprarenalis media** direkt aus der Aorta abdominalis
- **Arteria suprarenalis inferior** als Ast der Arteria renalis

Die arteriellen Gefäße treten an der Oberfläche des Organs ein und durchdringen die Nebennierenrinde in Richtung Mark. Insbesondere in der Zona fasciculata sieht man die absteigenden Gefäße, um die sich Stränge von Epithelzellen gruppieren. Die sinusartig erweiterten Venen vereinigen sich im Mark zur **Vena suprarenalis**, die am Hilum das Organ verlässt und rechts als **Vena suprarenalis dextra** direkt in die **Vena cava inferior** und links als **Vena suprarenalis sinistra** in die **Vena renalis sinistra** mündet.

Nun zum Fall und seinem Pathomechanismus. Die Symptomenkonstellation spricht für einen **Hyperaldosteronismus**. Bei geringem Blutvolumen und niedrigem Blutdruck wird vermehrt Aldosteron von der Nebenniere ausgeschüttet. In den Verbindungstubuli und Sammelrohren der Niere bewirkt Aldosteron eine Natriumrückresorption sowie eine gesteigerte Sekretion von Kalium. Durch die hohen Natriumkonzentrationen erfolgt auch eine Wasserrückresorption und damit ein Ansteigen des Blutvolumens und des Blutdruckes. Hohe Natriumkonzentrationen wirken auf der anderen Seite hemmend auf die Aldosteronausschüttung. Bei der Patientin wird durch das Nebennierenadenom vermehrt und unkontrolliert Aldosteron produziert und freigesetzt. Dadurch erklärt sich die **Hypernatriämie** mit dem Bluthochdruck sowie die **Hypokaliämie**. Der hohe Blutdruck ist ebenfalls Auslöser der Gesichtsröte, des Ohrenrauschens und des Nasenblutens. Die Muskelkrämpfe sind durch die niedrigen Kaliumkonzentrationen zu erklären. In der Computertomographie zeigt sich das Nebennierenrindenadenom deutlich als große suprarenale Raumforderung rechts. Da die Ursache der gesteigerten Aldosteronproduktion in der Nebenniere selbst liegt, spricht man vom **primären Hyperaldosteronismus**, auch **CONN-Syndrom** (nach Jerome Conn, 1907-1994, amerk. Endokrinologe) genannt. Die Therapie besteht im vorliegenden Fall in der chirurgischen Entfernung des Adenoms.

ANAMNESE

Ein Medizinstudent aus dem 3. Semester stellt sich bei seinem Hausarzt vor. Er berichtet, dass er seit einigen Wochen an einem hartnäckigen Schnupfen leidet, den er sich wohl bei der kalten Luft auf dem Präpariersaal eingefangen haben muss. Normalerweise würde ihn ein Schnupfen nicht sonderlich stören, aber seit einigen Tagen plagen ihn zunehmende Kopfschmerzen und er fühlt sich schlapp und abgeschlagen. Zudem berichtet er von einem dumpfen Schmerz im Wangenbereich sowie von Zahnschmerzen. Auf weiteres Befragen des Hausarztes erzählt er, dass sich die Schmerzen verschlimmern, wenn er sich nach vorne beugt. Der Patient hat leicht erhöhte Temperatur und die Wangen sind deutlich gerötet. Der Hausarzt beruhigt den jungen Kollegen und meint, dass es sich sehr wahrscheinlich um eine Sinusitis handelt. Zur genauen Diagnosestellung überweist er den jungen Mann zur Magnetresonanztomographie.

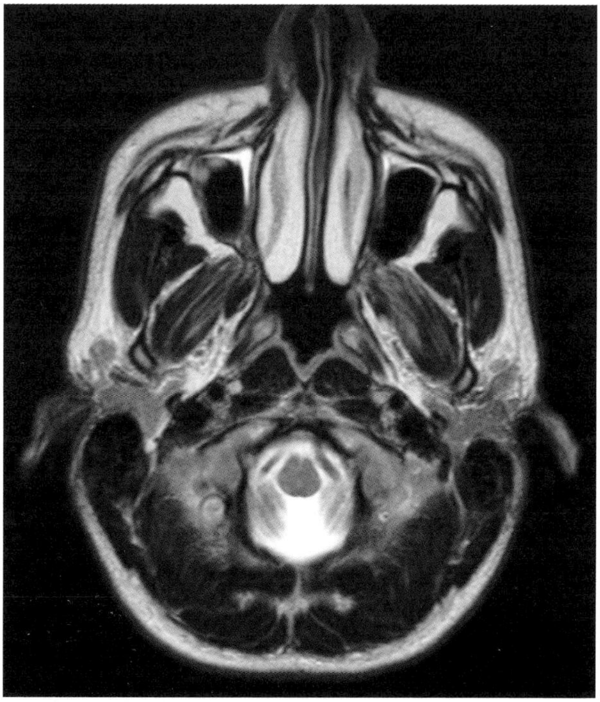

Abbildung 20.1: MRT der Sinus maxillares.

FRAGEN

1. **Beschreiben Sie die anatomischen Strukturen auf der Aufnahme. Welche pathologischen Veränderungen erkennen Sie?**

2. **Was wissen Sie über die Sinus paranasales?**

3. **Welche Formen und Ursachen der Nasennebenhöhlenentzündungen kennen Sie?**

LÖSUNG

1. Beschreiben Sie die anatomischen Strukturen auf der Aufnahme. Welche pathologischen Veränderungen erkennen Sie?

Das MRT zeigt Zeichen einer Schleimhautschwellung im Bereich der Concha nasalis inferior, die sich im T2-gewichteten MRT hier deutlich heller darstellt als normal. Innerhalb der beiden Sinus maxillares findet sich ebenfalls eine Schleimhautschwellung, wie sie für eine Sinusitis charakteristisch ist. Einen Flüssigkeitsspiegel im Sinne einer mit Eiter gefüllten Nebenhöhle ist hier nicht zu erkennen.

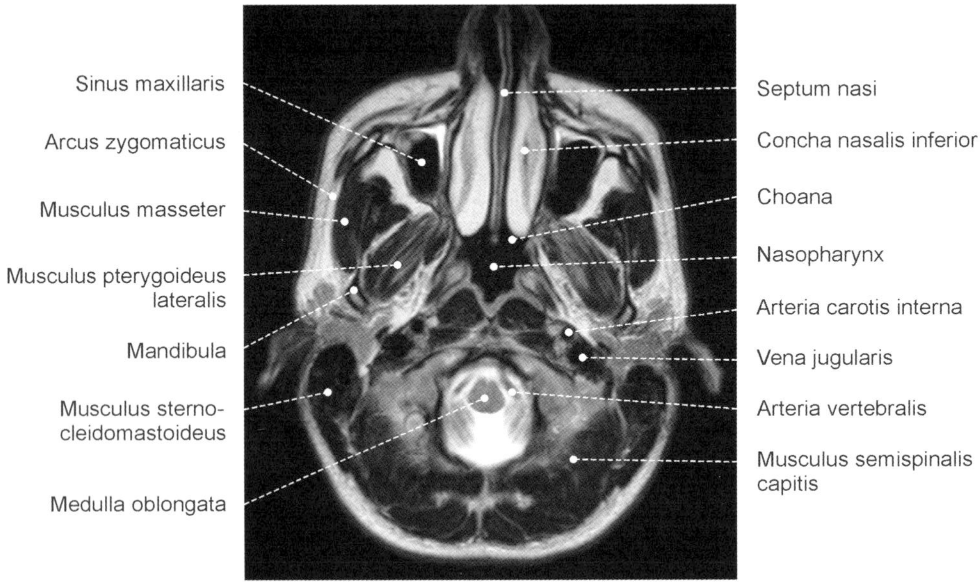

Abbildung 20.2: MRT der Sinus maxillares mit Beschriftungen.

2. Was wissen Sie über die Sinus paranasales?

Im Bereich des Schädels existieren einige mit luftgefüllten Hohlräumen versehene Knochen. Diese Knochen tragen zum einen dazu bei, das Gesamtgewicht des Schädels zu verringern, und zum anderen vergrößern diese luftgefüllten Räume das Volumen des Nasenraumes. Zu diesen so genannten Nasennebenhöhlen, **Sinus paranasales**, gehören:

- **Sinus maxillaris** (Maxilla)
- **Sinus sphenoidalis** (Os sphenoidale)
- **Sinus frontalis** (Os frontale)
- **Cellulae ethmoidales** (Os ethmoidale)
  - Cellulae ethmoidales anteriores
  - Cellulae ethmoidales mediae
  - Cellulae ethmoidales posteriores

Die Sinus paranasales sind paarig angelegt und stehen mit der Nasenhöhle in Verbindung. Über den **Hiatus semilunaris**, einer halbmondförmigen Öffnung unter der mittleren Nasenmuschel (Concha nasalis media), besteht eine Verbindung zum **Sinus frontalis**, zum **Sinus maxillaris** sowie zu den **Cellulae ethmoidales anteriores et mediae**.

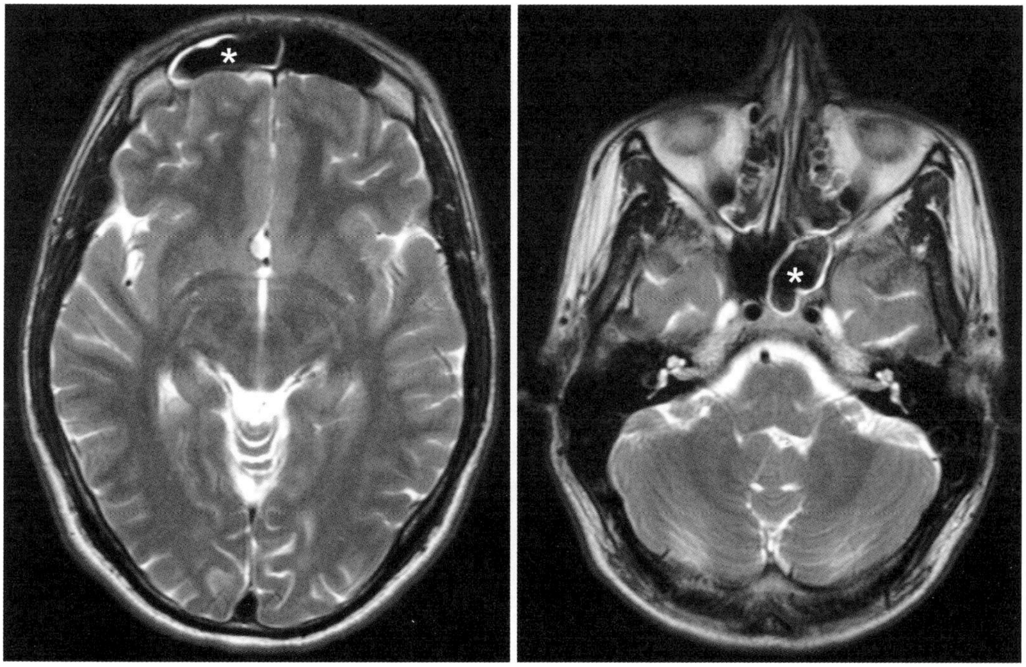

Abbildung 20.3: Horizontalschnitte im Bereich des Sinus frontalis (*) sowie des Sinus sphenoidalis (*). Auch hier finden sich Zeichen einer Schleimhautschwellung.

Die **hinteren Siebbeinzellen** haben durch den **Meatus nasi superior** Anschluss zum Nasenrachenraum. Der Sinus sphenoidalis wird durch das Septum sinuum sphenoidalium meist paramedian in ungleiche Räume getrennt und eröffnet sich in den **Recessus sphenoethmoidalis**. Die Seitenwand des **Sinus sphenoidalis** hat enge topographische Beziehungen zur **Arteria carotis interna** sowie zum **Sinus cavernosus**.

An dieser Stelle seien hier auch die **Cellulae mastoideae** (Os temporale) erwähnt. Diese Räume werden nicht direkt zu den Nasennebenhöhlen gerechnet. Die Cellulae mastoideae stehen über die Paukenhöhle indirekt mit dem Nasenraum in Verbindung.

3. Welche Formen und Ursachen der Nasennebenhöhlenentzündungen kennen Sie?

Die Nasennebenhöhlenentzündungen (Sinusitiden) lassen sich nach ihrer **Lokalisation** und ihr **Dauer** in verschiedene Formen unterteilen. Entsprechend der betroffenen Nebenhöhlen unterscheidet man:

- **Sinusitis frontalis**
- **Sinusitis maxillaris**
- **Sinusitis ethmoidalis**
- **Sinusitis sphenoidalis**
- **Pansinusitis** (bei Entzündung aller Nebenhöhlen)

Anhand der Dauer der Entzündungen spricht man von **akuten** und **chronischen** (meist 2-3 Monate) Sinusitiden. Die akute Sinusitis entsteht meist durch einen Schnupfen (Rhinitis), bei dem durch eine Schwellung der Nasenschleimhaut sowie der Nasenmuscheln der Sekretabfluss aus den Nebenhöhlen behindert ist. Die Folge ist ein Sekretstau, der einen perfekten Nährboden für Bakterien darstellt. Auch die klassischen Symptome wie **Fieber**, **Abgeschlagenheit** und **Kopfschmerzen** sprechen für eine bakterielle Infektion. Eine akute Sinusitis lag auch bei dem Kollegen im Fall vor. In Abbildung 20.3 sehen Sie anhand der Schleimhautschwellung, dass neben den Sinus maxillares auch ein Sinus frontalis sowie ein Sinus sphenoidalis mit betroffen sind. Heilt eine akute Sinusitis nicht aus oder wird nicht entsprechend antibiotisch behandelt, kann sie in eine chronische Sinusitis übergehen. Die Gefahren einer chronischen Sinusitis liegen vor allem in der Schädigung des olfaktorischen Systems, was sogar zum Verlust des Riechens (**Anosmie**) führen kann. Weitere Ursachen für eine **chronische Sinusitis** können auch **asthmatische Beschwerden** oder **entzündlich bedingte Polypen** im Nasenrachenraum sein.
Bei schweren Verläufen besteht durch die dünnen Wände der Sinus aus Knochenlamellen zudem die Gefahr von **Orbitabeteiligungen** mit Störungen des Visus bis hin zur Erblindung. Auch Hirnhautentzündungen (**Meningitiden**) können schwerwiegende Komplikationen darstellen. Insbesondere bei einer **Sinusitis maxillaris** wird häufig von einer Beteiligung der **Zahnwurzeln** berichtet (siehe Fall).

ANAMNESE

Ein 32-jähriger Patient stellt sich bei seinem Hausarzt vor und berichtet, dass er in den letzten Wochen besonders nach dem Essen häufig gallig erbrechen muss. Zudem leidet der Patient unter starken Blähungen. Die weitere Krankengeschichte des Patienten ist unauffällig. Der Hausarzt überweist den jungen Mann zur Abklärung der Symptome zu einem Gastroenterologen. Im Rahmen einer Gastroduodenoskopie zeigt sich ein unauffälliger Befund der Magenschleimhaut. Im Zwölffingerdarm diagnostiziert der Kollege eine ausgeprägte Stenose, die das Lumen sehr weit einengt und so die Passage des Speisebreis verhindert. Eine Sonographie bestätigt die Duodenalstenose und zeigt einen Ring von Pankreasgewebe um das Duodenum als Ursache der Stenose. Der Gastroenterologe diagnostiziert bei dem jungen Mann ein Pancreas anulare.

FRAGEN

1. **Beschreiben Sie die Entwicklung des Magen-Darm-Traktes und seiner Anhangsdrüsen!**

2. **Gehen Sie näher auf die Entwicklung des Pankreas ein!**

3. **Welche anatomischen Varianten des Pankreas können sich aus dessen Entwicklung heraus ergeben?**

LÖSUNG

1. Beschreiben Sie die Entwicklung des Magen-Darm-Traktes und seiner Anhangsdrüsen!

Das Wissen um die Entwicklung des Magen-Darm-Traktes und seiner Anhangsdrüsen ist extrem hilfreich, um die topographischen Beziehungen der Oberbauchorgane zueinander und die Peritonelaverhältnisse zu verstehen. In der Frühphase der Entwicklung bildet der Darmkanal ein langgestrecktes Rohr, welches in der Körpermitte verläuft und von einer Mesodermschicht umhüllt wird, die auf der Rückseite des Darmrohres das **Mesenterium dorsale** bildet. Über diese Bindegewebsplatte ist das Darmrohr mit der dorsalen Rumpfwand verankert und es treten Gefäße an das Darmrohr heran. Ganz besonders interessant ist Situation auf Höhe der Magenanlage, denn dort existiert neben einem **Mesogastrium dorsale** auch ein **Mesogastrium ventrale**. Um die 5. Embryonalwoche entsteht als spindelförmige Verdickung die Anlage des Magens. Bedingt durch das schnellere Wachstum der dorsalen Magenwand kommt es zur Ausbildung der Curvatura major et minor. Während im Mesogastrium ventrale die Anlage der Leber entsteht, bildet sich im Mesogastrium dorsale die Anlage der Milz, die das Mesogastrium dorsale in zwei Teile untergliedert, das **Ligamentum splenorenale** sowie das **Ligamentum gastrosplenicum**. Während dieser Wachstumsprozesse vollführt der Magen zwei Drehbewegungen, die maßgeblich für die Peritonealverhältnisse im Epigastrium verantwortlich sind. In einer ersten Drehbewegung rotiert der Magen im Uhrzeigersinn 90° um seine Längsachse. Die zuvor dorsal gelegene Curvatura major wird dabei nach links und die zuvor ventral gelegene Curvatura minor nach rechts verlagert. Durch diese Rotation werden auch die beiden Vagusnerven verlagert, die nun nicht mehr links und rechts, sondern ventral und dorsal zu liegen kommen. Entsprechend kommt es auch zu einer Verlagerung des Mesogastrium dorsale und des Mesogastrium ventrale. Die Leber (im Mesogastrium ventrale) wird dabei nach rechts und die Milz (im Mesogastrium dorsale) nach links verlagert. Bedingt durch die Größenzunahme der Leber vollführt der Magen nun noch eine zweite Drehung, diesmal um eine sagittale Achse. Dabei wird die Kardia nach links unten und der Pylorus nach rechts oben verlagert. Das Duodenum wird durch die Magendrehungen aus der Medianebene heraus nach rechts gezogen und legt sich dabei der dorsalen Rumpfwand an, mit der es später verwächst und somit nur noch auf der Ventralseite von Peritoneum überzogen ist. Das Mesogastrium ventrale zwischen Magen und Leber verdichtet sich zum Omentum minus, welches aus einem Ligamentum hepatogastricum und einem Ligamentum hepatoduodenale besteht. Das Mesogastrium dorsale wird durch die Rotationen nach links verlagert und wächst als Peritonealduplikatur nach kaudal aus. Diese vier Lagen von Peritoneum verwachsen miteinander und überdecken wie eine Schürze die Curvatura major des Magens, das Colon transversum sowie die Dünndarmschlingen.

2. Gehen Sie näher auf die Entwicklung des Pankreas ein!

Das Pankreas entsteht aus einer **ventralen** und einer **dorsalen Anlage**. Um den 25. Embryonaltag entwickelt sich vom Darmrohr ausgehend im Mesenterium dorsale eine Pankreasknospe, aus der ein verzweigtes Gangsystem entsteht. Einige Tage später entsteht auf der ventralen Seite, dort wo auch der Ductus choledochus in das Darmrohr einmündet, eine ventrale Knospe. Bedingt durch die Rotationsbewegungen des Magens wird die dorsale Knospe nach links verlagert und die ventrale Knospe wandert zusammen mit dem Ductus choledochus auf der Dorsalseite des Duodenums ebenfalls nach links. In der Folge verschmelzen beide Anlagen miteinander. Aus der **ventralen Anlage** entstehen der **Processus uncinatus** sowie **Teile des Caput pancreatis**. Die **dorsale Anlage** des Pankreas bildet den **Rest des Caput pancreatis**, den **Corpus pancreatis** sowie die **Cauda pancreatis**. Man muss sich an dieser Stelle klarmachen, dass beide Anlagen über einen Ausführungsgang mit dem Duodenum verbunden sind. Beim Verschmelzen der beiden Anlagen verschmelzen in der Regel auch die Ausführungsgänge. Der Ausführungsgang der ventralen Pankreasanlage (mit Ductus choledochus) verbindet sich mit dem Ausführungsgang der dorsalen Anlage zum **Ductus pancreaticus major** und mündet auf der **Papilla duodeni major** ins Duodenum. Die Mündung der dorsalen Pankreasanlage auf der Papilla duodeni minor bildet sich in der Regel zurück.

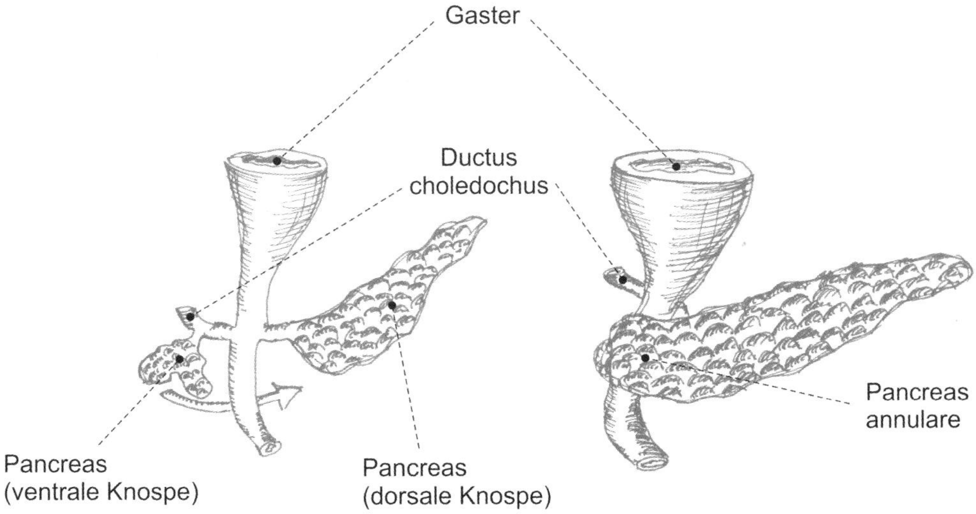

Abbildung 21.1: Schematische Darstellung der ventralen und dorsalen Pankreasanlagen. Bei der Rotation der ventralen Knospe kann auch auf der Ventralseite des Duodenums eine Gewebsbrücke bestehen bleiben und es kommt zur Bildung eines Pancreas anulare.

3. Welche anatomischen Varianten des Pankreas können sich aus seiner Entwicklung heraus ergeben?

Aufgrund der oben beschriebenen Entwicklung des Pankreas ergeben sich verschiedene Variationen des adulten Pankreas und seines Gangsystems.

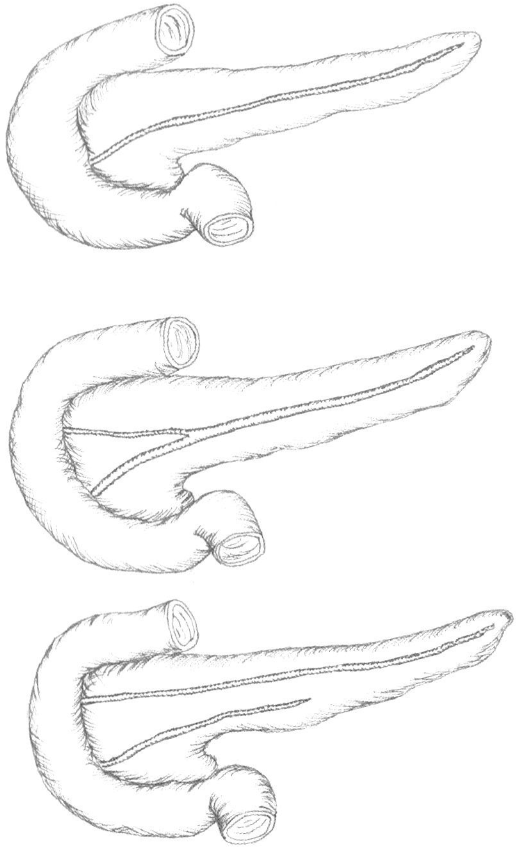

Abbildung 21.2: Schematische Darstellung der verschiedenen des adulten Pankreas und seines Ausführungsgangsystems.

Das Verschmelzen der Ausführungsgänge der ventralen und dorsalen Anlage zu einem gemeinsamen **Ductus pancreaticus major** und Mündung auf der **Papilla duodeni major** stellt die häufigste Variante des Gangsystems dar. In dieser Situation verkümmert der ursprüngliche Mündungsteil der dorsalen Anlage und verschwindet komplett.

In einigen Fällen bleibt dieser ursprüngliche Mündungsteil des Ausführungsgangs der dorsalen Anlage zeitlebens bestehen und mündet als **Ductus pancreaticus accessorius** auf der **Papilla duodeni minor**. Dies kann unter pathologischen Bedingungen, z.B. bei der Verlegung der Papilla duodeni major durch einen Gallenstein vorteilhaft sein, dar hier das Pankreassekret über den akzessorischen Ausführungsgang abfließen kann.

In seltenen Fällen bleiben die Ausführungsgänge der dorsalen und ventralen Anlagen komplett voneinander getrennt. In solchen Fällen spricht man von einem **Pancreas divisum**. In der Regel haben die verschiedenen Variationen des Pankreasausführungsgangsystems unter physiologischen Bedingungen keinen pathologischen Stellenwert und schränken die Funktion des Pankreas auch nicht ein.

ANAMNESE

Ein 62-jähriger Patient klagt über Kopfschmerzen und ein Druckgefühl im Kopf, das seit einiger Zeit besteht und in den letzten Tagen zugenommen hat. Seit gestern ist ihm immer wieder schwindelig und er musste mehrfach erbrechen. Seine Frau berichtet Ihnen, dass ihr Mann in letzter Zeit Schwierigkeiten habe sich länger zu konzentrieren und irgendwie orientierungslos wirke. Auf weiteres Befragen erzählt sie Ihnen, dass ihr Mann vor ungefähr zwei Wochen mit dem Fahrrad gestürzt und dabei auf den Kopf gefallen sei. Bis auf eine Schürfwunde hätte er sich aber weiter nicht ernsthaft verletzt. Im Schädel-CT lässt sich nun folgender Befund erheben.

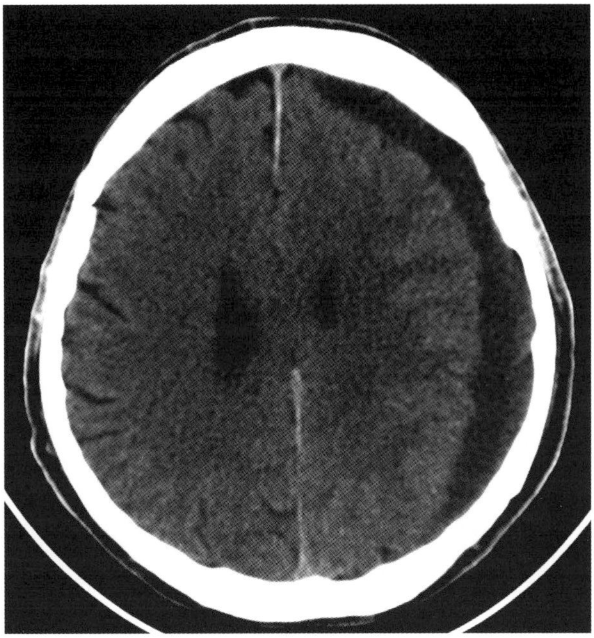

Abbildung 22.1: Computertomographie des Schädels in transversaler Schnittführung.

FRAGEN

1. **Welche anatomischen Strukturen können Sie erkennen? Was ist der pathologische Befund?**

2. **Beschreiben Sie die Duraverhältnisse im zentralen Nervensystem und gehen Sie dabei auf die Räume ein, die durch die Anordnung der Hirnhäute entstehen!**

3. **Welche Arten von intrakraniellen Blutungen kennen Sie und welche Ursachen haben die verschiedenen Formen?**

LÖSUNG

1. Welche anatomischen Strukturen können Sie erkennen? Was ist der pathologische Befund?

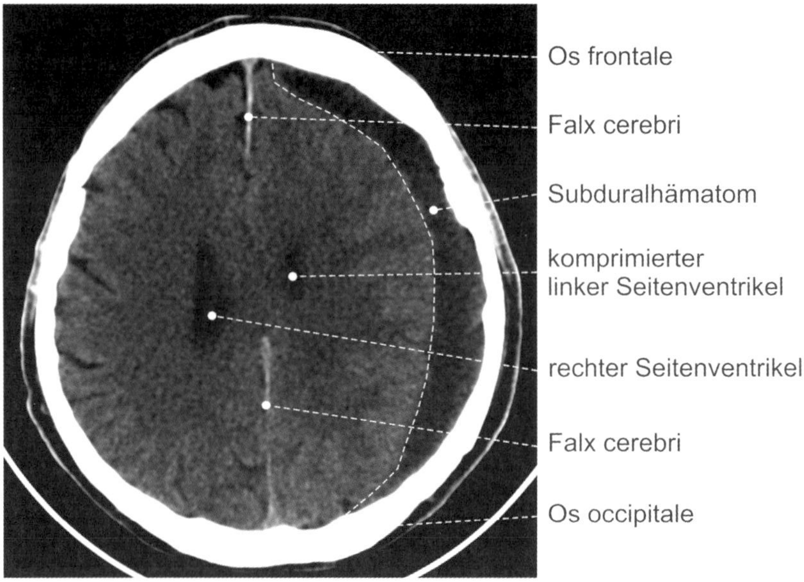

Abbildung 22.2: Computertomographie des Schädels in transversaler Schnittführung mit Markierung der wichtigsten anatomischen Strukturen.

In der Computertomographie lässt sich sehr gut eine **sichelförmige Hypodensität** auf der linken Seite erkennen (gestrichelte Linie). Die linke Hemisphäre scheint in Richtung Mittellinie verlagert zu sein, was sich auch gut am komprimierten linken Seitenventrikel erkennen lässt. Es handelt sich hierbei um ein **Subduralhämatom**, das durch die typische sichelfömige Ausdehnung auffällt. Eine **frische Blutung** stellt sich im CT als **Hyperdensität** dar, so dass hier von einem chronischen Subduralhämatom ausgegangen werden kann. Für einen chronischen Prozess spricht auch die Vorgeschichte des Patienten mit einem Sturz, der etwa zwei Wochen zurückliegt. Um den Pathomechanismus des Subduralhämatoms nachvollziehen zu können und um die Abgrenzung zu anderen intrakraniellen Blutungen zu verstehen, ist die Kenntnis der Duraverhältnisse des zentralen Nervensystems und den daraus resultierenden Räumen essentiell.

2. Beschreiben Sie die Duraverhältnisse im zentralen Nervensystem und gehen Sie dabei auf die Räume ein, die durch die Anordnung der Hirnhäute entstehen!

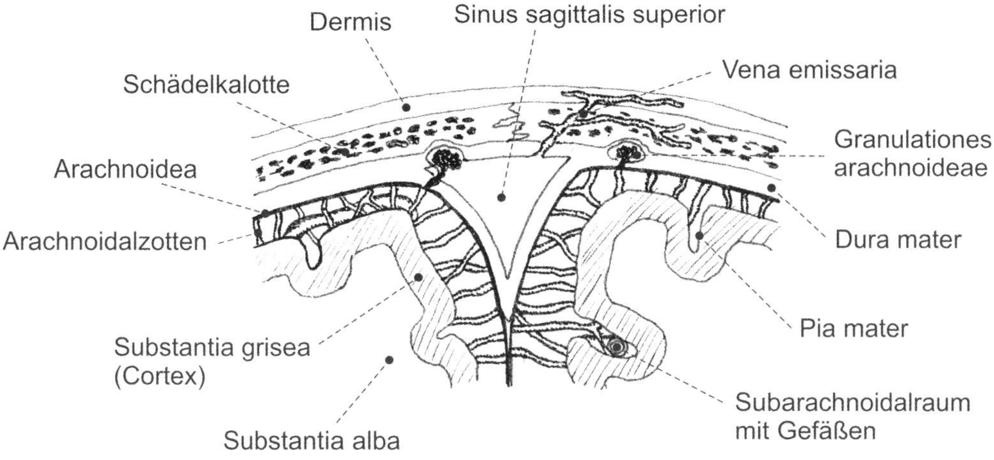

Abbildung 22.3: Schematische Übersicht der Hirnhäute und der entsprechenden Räume.

Die Häute des zentralen Nervensystems, auch **Meningen** genannt, bilden zusammen ein Membransystem, das mit Liquor cerebrospinalis gefüllt ist. Die Meningen in Gehirn und Rückenmark bestehen aus drei Schichten:

- **Dura mater cranilis/spinalis**, harte Hirnhaut
- **Arachniodea mater cranialis/spinalis**, Spinnwebenhaut
- **Pia mater cranialis/spinalis**, weiche Hirnhaut

In einigen Lehrbüchern werden die Arachnoidea mater und die Pia mater als **Leptomenix** (weiche Hirnhaut) zusammengefasst. Die Dura mater wird dann oft als **Pachymenix** (harte Hirnhaut) bezeichnet.

Die **Dura mater cranialis** besteht aus zwei Lagen strafffen Bindegewebes, dem **periostalen Blatt** sowie dem **meningealen Blatt**. Im Bereich des Schädels kleidet die Dura mater die Innenfläche des Schädels aus und ist somit Periost der Schädelknochen. Im Bereich der großen venösen Blutleiter trennen sich diese beiden Blätter voneinander und bilden dort die **Sinus durae matris** (z.B. Sinus sagittalis superior, Sinus rectus). Bis auf diese Ausnahme und den Verlauf der duraversorgenden Arterien (**A. meningea anterior, media et posterior**) sind die beiden Blätter fest miteinander verbunden, so dass es **im Gehirn keinen physiologischen Epidu-**

ralraum gibt. Die Dura mater bildet weiterhin einige wichtige Durataschen, mit denen sie in das Schädelinnere eindringt. Dazu gehören:

- **Falx cerebri**, Großhirnsichel
- **Tentorium cerebelli**, Kleinhirnzelt
- **Diaphragma sellae**
- **Cavum trigeminale** (MECKEL)

Die **Arachnoidea mater cranialis** liegt dem meningealen Blatt der Dura mater unmittelbar an, so dass sich zwischen beiden ein kapillarer Spalt, das **Spatium subdurale**, bildet. Von der Pia mater cranilis wird die Arachnoidea mater cranialis durch einen Spaltraum, **Spatium subarachnoideum** (Subarachnoidalraum), getrennt. Der Subarachnoidalraum enthält **Liquor cerebrospinalis** und wird von feinen Arachnoidaltrabekeln durchzogen, die beide Schichten miteinander verbinden. Im Subarachnoidalraum verlaufen zudem die Arterien des Gehirns sowie zahlreiche kleinere Venen. Einige dieser oberflächlichen Hirnvenen durchbrechen die Arachnoidea mater cranialis und münden in den Sinus sagittalis superior. Die Venen werden als **Brückenvenen** bezeichnet. Die **Pia mater cranialis** liegt dem Hirnparenchym unmittelbar an und folgt in die Tiefen der Sulci. Daraus ergibt sich, dass der Subarachnoidalraum nicht an allen Stellen gleich groß und an einigen Stellen lokal erweitert ist und große Räume bildet (**Zisternen**).Im Bereich des **Rückenmarks** ist der Aufbau ähnlich, allerdings gibt es hier die Besonderheit eines **physiologischen Epiduralraumes**. Am **Foramen magnum** teilt sich die **Dura mater cranialis** in ihre beiden Blätter auf und wird zur Dura mater spinalis. Im **spinalen Spatium epidurale** befinden sich in Fettgewebe eingelagerte Venen.

3. Welche Arten von intrakraniellen Blutungen kennen Sie und welche Ursachen haben die verschiedenen Formen?

Intrakranielle Blutungen lassen sich in der Bildgebung recht gut erkennen und voneinander abgrenzen. Folgende Blutungen und Ursachen werden dabei unterschieden:

- **Epiduralblutung**, meist bei Schädelfraktur mit Ruptur der Arteria meningea media
- **Subduralblutung**, meist nach Stürzen mit Ruptur von Brückenvenen
- **Subarachnoidalblutung**, Ruptur von hirnversorgenden Arterien bei Aneurysmen und/oder arteriellem Hypertonus
- **Intrazerebrale Blutung**, Ruptur von Gefäßen in der Tiefe des Hirnparenchyms

ANAMNESE

Ein 57-jähriger Patient stellt sich bei seinem Hausarzt vor und berichtet, dass ihm seit einigen Tagen eine deutlich sichtbare und tastbare Schwellung in der linken Leistengegend aufgefallen sei. Er berichtet, dass sich die Schwellung im Liegen ohne Probleme wegdrücken lässt, keine Schmerzen verursacht und ihn ansonsten auch nicht weiter stören würde. Auf Befragen des Hausarztes erzählt der Patient, dass er seinem Nachbarn vor ungefähr einer Woche beim Tragen von Zementsäcken geholfen hätte und dabei kurz einen stechenden Schmerz in der linken Leistengegend verspürte, dem aber keine weiter Bedeutung beigemessen habe. Bei der körperlichen Untersuchung kann der Hausarzt die Schwellung in der linken Leistengegend deutlich tasten und nach Aufforderung des Patienten zu husten, vergrößert sich die Schwellung merklich.

FRAGEN

1. **Beschreiben Sie die Anatomie der Leistenregion und des Leistenkanals!**

2. **Was ist die wahrscheinlichste Diagnose? Welche Formen und Ursachen der Erkrankung kennen Sie?**

3. **Wie sieht die Therapie bei dieser Erkrankung aus?**

LÖSUNG

1. Beschreiben Sie die Anatomie der Leistenregion und des Leistenkanals!

Die Leistenregion, **Regio inguinalis**, befindet sich zwischen dem Unterbauch und dem Oberschenkel und wird nach medial durch die Rektusscheide sowie nach kaudal durch das Leistenband, **Ligamentum inguinale**, begrenzt. Die Regio inguinalis stellt insbesondere beim Mann eine muskuläre Schwachstelle der vorderen Rumpfwand dar, da hier der Samenstrang (**Funiculus spermaticus**) die ventrale Rumpfwand über den Leistenkanal, **Canalis inguinalis**, durchbricht. Der Leistenkanal ist 4-6 cm lang und besitzt eine innere sowie eine äußere Öffnung, die als **Anulus inguinalis profundus** und **Anulus inguinalis superficialis** bezeichnet werden. Begrenzt wird der Leistenkanal nach **kranial** durch die Unterränder des **M. obliquus internus abdominis** und des **M. transversus abdominis**, nach **kaudal** durch das **Ligamentum inguinale**, nach **ventral** durch die **Aponeurose des M. obliquus externus abdominis** sowie nach **dorsal** durch die **Fascia transversalis** und das **Peritoneum parietale**. Beim Mann enthält der Leistenkanal den Ductus deferens, die Arteria testicularis, den Plexus pampiniformis, den Ramus genitalis des Nervus genitofemoralis, den N. ilioinguinalis und den Musculus cremaster. Bei der Frau findet sich im Leistenkanal das Ligamentum teres uteri.

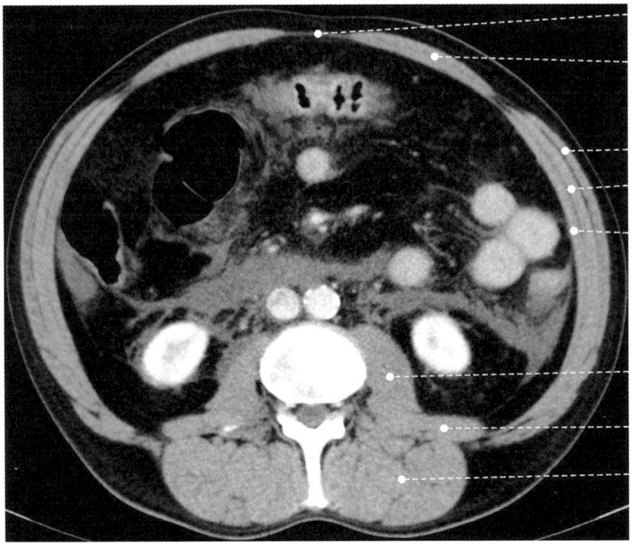

Abbildung 23.1: CT in transversaler Schnittführung mit Darstellung der Rumpfwandmuskulatur.

Auf der Innenseite der Bauchwand finden sich Falten (**Plicae**) und Gruben (**Fossae**), die als Orientierungpunkte wichtig sind. Dazu gehören:

- **Plica umbilicalis mediana**: von der Harnblase zum Nabel; aufgeworfen durch das Lig. umbilicale medianum (obliterierter Urachus)
- **Plica umbilicalis medialis**: obliterierte Aa. umbilicales
- **Plica umbilicalis lateralis**: aufgeworfen durch die inferioren epigastrischen Gefäße (A., V. epigastica inferior)

Zwischen diesen verschiedenen Falten ergeben sich Gruben:

- **Fossa supravesicalis**: zwischen Plica umbilicalis mediana und Plica umbilicalis medialis oberhalb der Harnblase
- **Fossa inguinalis medialis (Hesselbach-Dreieck)**: zwischen Plica umbilicalis medialis und Plica umbilicalis lateralis, projiziert sich auf den Anulus inguinalis superficialis
- **Fossa inguinalis lateralis**: lateral der Plica umbilicalis lateralis, hier liegt der Anulus inguinalis profundus

Im Gegensatz zu den Ovarien der Frau, die sich im kleinen Becken befinden, wird der Hoden beim Mann nach außen verlagert (**Descensus testis**). Diese Verlagerung beginnt im 3. Entwicklungsmonat und wird durch das **Gubernaculum testis** geführt. Das Gubernaculum testis ist auch die Leitstruktur für die Bildung der Leistenkanalwände und für die Ausstülpung des **Processus vaginalis peritonei** in die Skrotalwülste. Im 7. Entwicklungsmonat beginnen die Hoden mit dem Durchtritt durch den Leistenkanals und kommen kurz vor der Geburt im Skrotum zu liegen. Daher stellt ein abgeschlossener Descensus testis auch bei Neugeborenen ein Reifezeichen dar. Bei dieser Wanderung nehmen die Hoden **Arteria** und **Vena testicularis**, den Ductus deferens, Muskulatur, Nerven und Faszien mit. Nach Abschluss des Descensus testis bildet sich der Processus vaginalis peritonei in der Regel zurück.

2. Was ist die wahrscheinlichste Diagnose? Welche Formen und Ursachen der Erkrankung kennen Sie?

Bei dem Patienten liegt eine Leistenhernie, **Hernia inguinalis,** vor. Dabei handelt es sich um einen Bruch der vorderen Rumpfwand in der Regio inguinalis mit Bildung eines Bruchsackes, der in der Regel mit Darmkonvolut gefüllt ist und sich aufgrund des intraabdominalen Druckes nach außen stülpt. Oftmals sind solche Leistenhernien reponierbar, d.h. wieder in das Abdomen zurückdrückbar, und verursachen außer einem Druckgefühl kaum Schmerzen. Kommt es allerdings zu Einklemmungen der Darmschlingen mit Abschnürungen der Gefäßversorgung an der Bruchpforte, so kann es zu Darmnekrosen (Inkarzeration) kommen, die ein sofortiges chirurgisches Eingreifen erfordern.

Die Leistenhernien lassen sich einteilen in **direkte** (mediale) und **indirekte** (laterale) **Leistenhernien**. Direkte Leistenhernien, **Herniae inguinales directae**, nehmen den „direkten" Weg durch die Bauchwand und haben ihre **innere Bruchpforte** in der **Fossa inguinalis medialis** (Hesselbach-Dreieck). Der **Anulus inguinalis superficialis** stellt die **äußere Bruchpforte** dar. Direkte Leistenhernien sind in der Regel erworben und nicht angeboren. Die indirekten Leistenhernien, **Herniae inguinales indirectae**, nehmen durch den **Canalis inguinalis** einen indirekten Weg durch die Bauchwand und können angeboren (offener Processus vaginalis peritonei) oder erworben sein. Die **innere Bruchpforte** dieser Hernien befindet sich daher in der **Fossa inguinalis lateralis** am **Anulus inguinalis profundus**, während der **Anulus inguinalis superficialis** die **äußere Bruchpforte** darstellt.
Die Ursachen der angeborenen Leistenhernien sollte aufgrund der Anatomie und Embryologie der Regio inguinalis selbsterklärend sein. Bei den erworbenen Leistenhernien steht meist eine schwache Hinterwand des Leistenkanals im Vordergrund. Bei Patienten mit einer solchen Konstellation kann es bei großen körperlichen Anstrengungen (schweres Heben, starker Husten, etc.) zum Leistenbruch kommen.

3. Wie sieht die Therapie bei dieser Erkrankung aus?

Da die meisten Leistenhernien verhältnismäßig wenige Beschwerden verursachen, muss bis auf die oben angesprochenen Inkarzerationen selten sofort operiert werden. Allerdings ist das Reponieren des Bruches und die **operative Verstärkung der Hinterwand des Leistenkanals** bei allen Patienten die Therapie der Wahl. Dabei haben sich zwei Operationsverfahren als geeignet erwiesen:

- **Operation nach Shouldice**: Verstärkung der Hinterwand durch Fixierung des M. obliquus internus abdominis und M. transversus abdominis auf dem Leistenband und zusätzliche Dopplung der Fascia transversalis

- **Operation nach Lichtenstein**: Verstärkung der Bauchwand durch Einbringen eines Kunststoffnetzes dorsal des Funiculus spermaticus und ventral des M. obliquus internus abdominis und des M. transversus abdominis

ANAMNESE

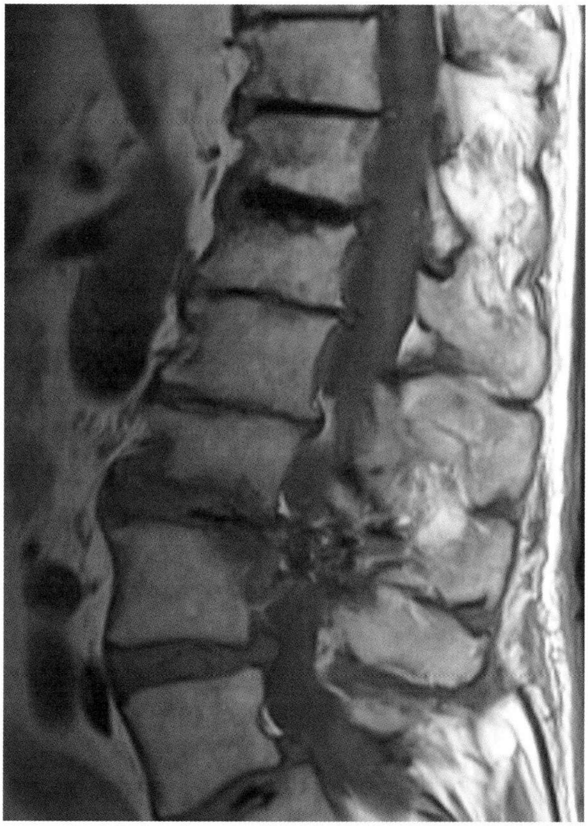

Abbildung 24.1: MRT in mediosagittaler Schnittführung mit Darstellung der Lendenwirbelsäule.

Ein 74-jähriger Patient stellt sich mit starken Rückenschmerzen und Schmerzen im linken Bein bei seinem Hausarzt vor. Der Patient ist vor einiger Zeit an einem Bandscheibenvorfall zwischen L3/L4 operiert worden und war danach auch beschwerdefrei. Jetzt klagt der Patient wieder über ähnliche Symptome wie bei seinem vergangenen Vorfall. Der Hausarzt bemerkt einen deutlichen Kraftverlust im linken Bein sowie einen abgeschwächten Patellarsehnenreflex und überweist den Mann zum MRT. Folgender Befund wird dabei erhoben:

FRAGEN

1. **Welche anatomischen Strukturen können Sie auf der Abbildung erkennen? Beschreiben Sie den Aufbau der Wirbelsäule und gehen Sie auf ihre Funktion ein!**

2. **Was ist die Diagnose bei dem Patienten?**

3. **Erläutern Sie den Aufbau des Spinalnerven und beschreiben Sie den Muskeleigenreflex!**

LÖSUNG

1. Welche anatomischen Strukturen können Sie auf der Abbildung erkennen? Beschreiben Sie den Aufbau der Wirbelsäule und gehen Sie auf ihre Funktion ein!

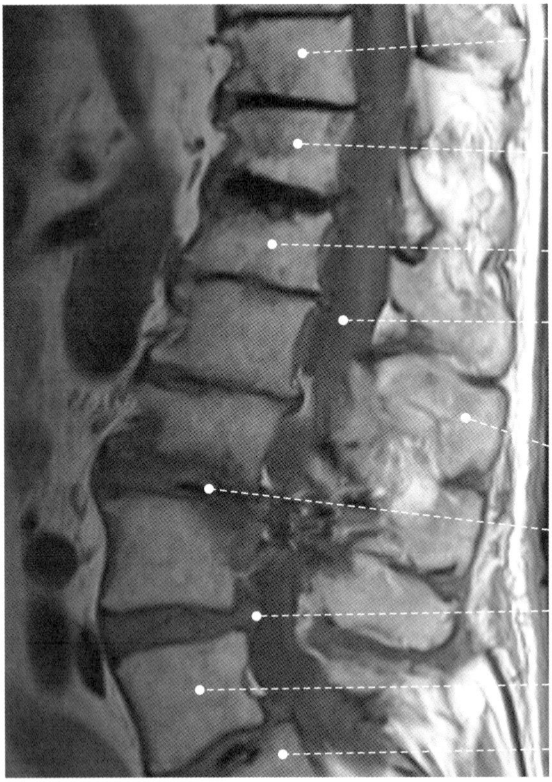

Abbildung 24.2: MRT der Lendenwirbelsäule mit Markierungen der wichtigsten anatomischen Strukturen.

Die Wirbelsäule, **Columna vertebralis**, setzt sich zusammen aus Wirbel (**Vertebrae**), Zwischenwirbelscheiben (**Disci intervertebrales**) und Bändern zur Stabilisierung. Die Wirbelsäule ist als zentraler Skelettanteil dafür verantwortlich, das Gewicht von Kopf, Rumpf und oberer Extremität zu tragen und gleichzeitig eine möglichst große Bewegungsfreiheit zu gewährleisten. Zudem beherbergt die Wirbelsäule im Wirbelkanal, **Canalis vertebralis**, das Rückenmark. Die Wirbelsäule setzt sich aus verschiedenen Teilabschnitten zusammen und besteht meist aus 33 Wirbeln:

- **Halswirbelsäule** (HWS) mit 7 Halswirbeln, **Vertebrae cervicales**
- **Brutwirbelsäule** (BWS) mit 12 Brustwirbeln, **Vertebrae thoracicae**
- **Lendenwirbelsäule** (LWS) mit 5 Lendenwirbeln, **Vertebrae lumbales**
- **Kreuzbein** mit 5 Kreuzbeinwirbeln, **Vertebrae sacrales**, die miteinander verschmolzen sind
- **Steißbein** mit 3-5 **Vertebrae coccygeae**, hier kann die Anzahl etwas variieren, allerdings sind meist 4 Vertebrae coccygeae vorhanden

Während die Halswirbelsäule und die Lendenwirbelsäule eine **Lordose** (Krümmung nach ventral) zeigen, findet man in der Brustwirbelsäule und im Os sacrum eine **Kyphose** (Krümmung nach dorsal). Somit besitzt die Wirbelsäule eine Doppel-S-Form, was wichtig für das Abfedern des Körpergewichtes ist.
Die Wirbel in den verschiedenen Abschnitten der Wirbelsäule folgen im wesentlichen einem gemeinsamen Grundbauplan. Jeder Wirbel besteht aus einem Wirbelkörper, **Corpus vertebrae**, der kranial eine Deckplatte und kaudal eine Grundplatte besitzt, einem Wirbelbogen, **Arcus vertebrae** und verschiedenen Fortsätzen, **Processus vertebrae**. Eine Ausnahme stellt hier der **Atlas** (1. Halswirbel) dar, da er keinen Wirbelkörper besitzt. Im Zentrum des Wirbelkörpers befindet sich die **Substantia spongiosa** mit Knochenmark als Ort der Hämatopoese. In ihrer Gesamtheit bilden die Wirbel mit ihren **Foramina vertebralia** den Rückenmarkskanal, Canalis spinalis. Die Wirbel gehen untereinander gelenkige Verbindungen ein, die als Wirbelbogengelenke, **Artt. zygapophysiales** bezeichnet werden. Zwischen den einzelnen Wirbeln befinden sich die Zwischenwirbelscheiden, Disci intervertebrales, die aus einem Faserknorpelring, **Anulus fibrosus**, und einem gallertigen Kern, dem **Nucleus pulposus** bestehen. Die Zwischenwirbelscheiben haben eine wichtige Funktion bei der Abpufferung des Körpergewichtes. Im Bereich des Thorax gehen die Wirbel zusätzlich noch gelenkige Verbindungen mit den Rippen ein.

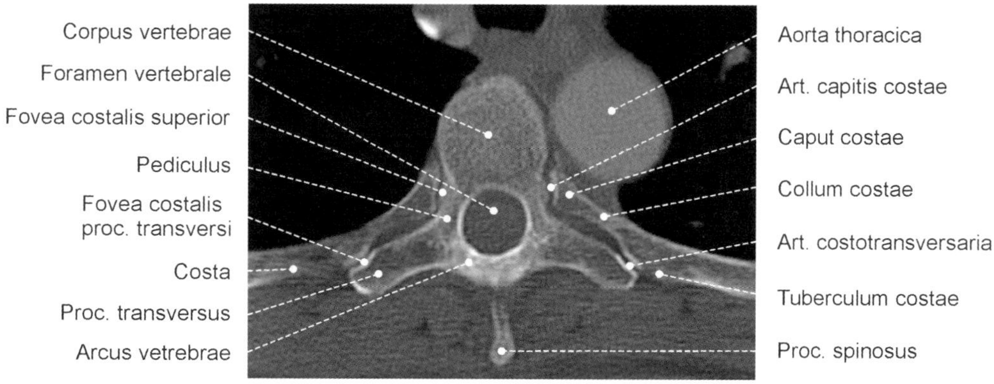

Abbildung 24.3: CT eines Brustwirbels mit Markierungen der wichtigsten anatomischen Strukturen.

Aufgrund der unterschiedlichen Formen der Wirbel und der Stellung der Gelenkflächen sind in den verschiedenen Wirbelsäulenabschnitten auch unterschiedliche Bewegungen möglich. Grundsätzlich lassen sich in der Wirbelsäule **Flexion** (Beugung), **Extension** (Streckung), **Lateralflexion** (Seitwärtsneigung) sowie **Rotation** (Drehung) durchführen.

2. Was ist die Diagnose bei dem Patienten?

Auf der Abbildung 24.2 zeigt sich ein dorsaler Bandscheibenvorfall zwischen dem Lendenwirbelkörper 4 (LWK4) und Lendenwirbelkörper 5 (LWK5). Man kann im MRT sehr gut erkennen, dass der Durasack an dieser Stelle durch den Vorfall massiv eingedellt wird, wodurch es zu Kompressionen der Spinalnervenwurzeln kommt. Bei einem Bandscheibenvorfall quillt der unter Druck stehende **Nucleus pulposus** aus dem Inneren des **Discus intervertebralis** nach dorsal hervor und drückt auf die Spinalnerven bzw. Spinalnervenwurzeln. Da die Wirbelkörper auf der Ventralseite von dem flächigen **Ligamentum longitudinale anterius** und dorsal von einem relativ schmalen **Ligamentum longitudinale posterius** überzogen werden, treten die Bandscheibenvorfälle in der Regel nach dorsal seitlich aus. Meist geschieht dies in Kombination mit einer Flexionsbewegung in der Lendenwirbelsäule, da hier die Wirbelkörper nach dorsal aufklappen und gleichzeitig von ventral her Druck auf den Nucleus pulposus ausgeübt wird. Durch das Testen von verschiedenen **Muskeleigenreflexen** lässt sich meist recht schnell die Lokalisation des Vorfalls bestimmen. Im vorliegenden Fall war von einem abgeschwächten Patellarsehnenreflex die Rede, was auf eine Kompression der Nervenwurzeln L3 und L4 hinweist. Auch bildgebende Verfahren, insbesondere das MRT, kommen hier diagnostisch zum Einsatz. Die Therapie kann je nach Größe und Symptomatik zwischen konservativer Behandlung und operativer Ausräumung des Vorfalls bestehen.

3. Erläutern Sie den Aufbau des Spinalnerven und beschreiben Sie den Muskeleigenreflex!

Um den Muskeleigenreflex zu verstehen, muss man zunächst den Aufbau des Spinalnerven verinnerlicht haben. Anfangen sollte man mit der Besprechung allerdings bereits auf der Ebene des Rückenmarkes. Das Rückenmark, **Medulla spinalis**, besteht aus **Substantia alba** und **Substantia grisea**. Die graue Substanz besitzt im Querschnitt annähernd die Form eines Schmetterlings und liegt hier zentral. Man kann in der grauen Substanz ein Vorderhorn, **Cornu anterius**, von einem Hinterhorn, **Cornu posterius**, unterscheiden. In den Vorderhörnern befinden sich die Motoneurone, die mit ihren Axonen (**Efferenzen**) zu den entsprechenden Muskeln ziehen. Das Hinterhorn ist das Ziel der sensiblen Axone (**Afferenzen**). Die Perikaryen der sensiblen pseudounipolaren Neuronen befinden sich nicht im Rückenmark selbst, sondern in einem Ganglion im Bereich der Hinterwurzel, dem **Ganglion spinale**. Auf Höhe des thorakalen Rückenmarks (C8-L1) findet man zusätzlich ein Seitenhorn, **Cornu laterale**, in dem sich die Perikaryen der sympathischen Neuronen befinden, die mit ihren Efferenzen die inneren Organe und die Haut innervieren. In Höhe der Rückenmarkssegemente treten jeweils ventral und dorsal die Wurzeln (**Radix ventralis** und **Radix dorsalis**) der Spinalnerven aus, um sich zum **Nervus spinalis** zu verbinden.

MERKE: Durch die **Radix ventralis** verlassen die **EFFERENZEN** das Rückenmark und durch die **Radix dorsalis** treten die **AFFERENZEN** in das Rückenmark ein.

Den schematischen Aufbau des Spinalnerven, seiner wichtigsten Äste und der Kommunikation mit dem sympathischen Grenzstrang zeigt die Abbildung 24.4.

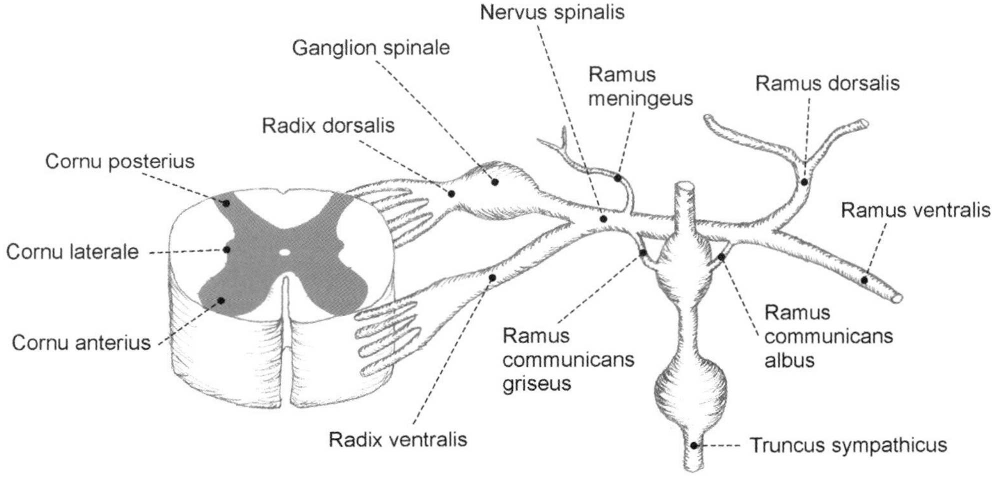

Abbildung 24.4: Schematische Darstellung des Spinalnervenaufbaus.

Nachdem sich die Radix ventralis und die Radix dorsalis zum Nervus spinalis verbunden haben, gibt der Spinalnerv einen sensiblen Ast, **Ramus meningeus**, für die Versorgung der Rückenmarkshäute ab. Die sympathischen Fasern, die als Effenrenzen das Rückenmark über die Radix ventralis verlassen, treten über den **Ramus communicans griseus** mit dem **Truncus sympathicus** in Kontakt. Hier kann eine Umschaltung der präganglionären Fasern im Grenzstrangganglion erfolgen und die postganglionären Fasern lagern sich über einen **Ramus com-**

municans albus wieder dem Nervus spinalis an, um in der Peripherie Schweißdrüsen, Gefäßwandmuskulatur oder auch die Mm. arrectores pilorum zu innervieren. Die unverschalteten Fasern verlassen den Grenzstrang z.B. als **Nervus splanchnicus major** oder **Nervus splanchnicus minor** für die sympathische Innervation der Abdominalorgane. Sympathische Fasern für die Innervation des Kopfes verlaufen innerhalb des Grenzstranges nach kranial, werden in den Halsganglien verschaltet und treten über den Plexus caroticus als **Nervus petrosus profundus** in den Schädel ein. Nach Anlagerung des Ramus communicans albus teilt sich der Spinalnerv in einen **Ramus dorsalis** und einen **Ramus ventralis**. Während der Ramus dorsalis für die Innervation der autochthonen Rückenmuskulatur und der Haut des Rückens verantwortlich ist, bilden die Rami ventrales die Nervengeflechte (Plexus cervicalis, Plexus brachialis, Plexus lumbosacralis) für die Innervation der Extremitäten.

Der Muskeleigenreflex ist ein einfacher klinischer Test, um die Intaktheit eines Nerven zu überprüfen. Dabei wird der Muskel meist durch einen Schlag mit dem Reflexhammer auf seine Ansatzsehne gedehnt. Diese Information wird über die Afferenzen in Richtung Rückenmark transportiert. Dort wird direkt auf das entsprechende Motoneuron umgeschaltet und es kommt zu einer reflektorischen Kontraktion des Muskels. Da hier nur eine Synapse zwischengeschaltet ist, wird der Muskeleigenreflex auch als **monosynaptischer Reflex** bezeichnet. Die Reflexe müssen immer auf beiden Seiten getestet und gegeneinander verglichen werden. Fällt eine Reflexantwort aus, so ist meist der Nerv peripher geschädigt. Eine Abschwächung der Reflexantwort liegt vor, wenn die Nervenwurzeln, z.B. bei einem Bandscheibenvorfall, komprimiert werden. Auch verstärkte Reflexantworten können beobachtet werden. Hier liegt dann meist ein zentraler Schaden vor, so dass die übergeordnete Hemmung ausfällt.

Rumpfwand und Extremitäten

Situs

Kopf/Nervensystem